Dr. Günter Harnisch

Griechisches Eisenkraut

Heilung fürs Gehirn:
Hilft bei Angst, Alzheimer, ADHS,
Depressionen und Schlafstörungen

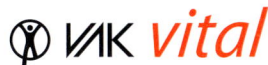

VAK Verlags GmbH
Kirchzarten bei Freiburg

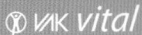

Hinweis des Verlags
Dieses Buch dient der Information über Möglichkeiten der Vorbeugung und Selbsthilfe bei Erkrankungen des Gehirns. Wer sie anwendet, tut dies in eigener Verantwortung. Autor und Verlag beabsichtigen nicht, individuelle Diagnosen zu stellen oder Therapieempfehlungen zu geben. Die Informationen in diesem Buch sind nicht als Ersatz für professionelle therapeutische Hilfe bei gesundheitlichen oder psychischen Problemen zu verstehen.

Bibliografische Information der Deutschen Nationalbibliothek
Die Deutsche Nationalbibliothek verzeichnet diese Publikation in der Deutschen Nationalbibliografie; detaillierte bibliografische Daten sind im Internet über http://dnb.d-nb.de abrufbar.

VAK Verlags GmbH
Eschbachstr. 5
79199 Kirchzarten
Deutschland
www.vakverlag.de

4. Auflage: 2021
© VAK Verlags GmbH, Kirchzarten bei Freiburg 2012
Abbildungen: siehe Bildquellenverzeichnis
Lektorat: Norbert Gehlen
Coverdesign: Hugo Waschkowski (Freiburg)
Coverfoto: Gärtnerei Monika Bender (Stuttgart)
Layout: Karl-Heinz Mundinger (VAK)
Satz: Goar Engeländer (www.dametec.de)
Druck: MediaPrint GmbH (Paderborn)
Printed in Germany
ISBN 978-3-86731-110-6 (Paperback)
ISBN 978-3-95484-032-8 (ePub)
ISBN 978-3-95484-033-5 (Kindle)
ISBN 978-3-95484-034-2 (PDF)

Inhalt

Einladung

Dieses Buch nimmt Sie mit auf den Weg des Griechischen Eisenkrauts – von der heiligen Pflanze der Antike bis zum „Wundertee gegen Alzheimer" in unserer Zeit. Sie sind herzlich eingeladen, diesen Weg mitzugehen. Unterwegs werden Sie dem „Alzheimer-Jäger" unter den zeitgenössischen deutschen Forschern begegnen; und Sie erhalten Einblick in die neuesten Forschungsergebnisse zur heilenden Wirkung dieses Wildkrauts. Außerdem lernen Sie die Pflanzengattung der Gliedkräuter, die in der Botanik *Sideritis spp.* heißt, näher kennen und erfahren, wie Sie die Heilwirkungen der Untergattung *Siderits scardica* erfolgreich nutzen können.

Ein Blick in die Zukunft lässt uns die große Bedeutung des Griechischen Eisenkrauts erahnen: Sie liegt vor allem in der Bekämpfung typischer Demenzleiden. Doch darüber hinaus gibt es noch ein ganzes Bündel von Krankheiten, bei denen der Einsatz des Griechischen Eisenkrauts Erfolg verspricht: Von Schlaflosigkeit, Depressionen, Vergesslichkeit und dem sogenannten Zappelphilipp-Syndrom (ADHS) über Angststörungen bis hin zu Stressempfindlichkeit und Burn-out reicht das Spektrum der Anwendungsmöglichkeiten. Alle diese Krankheitsbilder haben eine Gemeinsamkeit: Sie hängen mit einer Störung in der Regulierung der Nervenbotenstoffe des Gehirns zusammen, die sich im Vorliegen eines Serotoninmangels äußert.

Darüber hinaus ist Griechisches Eisenkraut imstande, die Glücksfähigkeit allgemein zu erhöhen. Diese hat entscheidenden Einfluss auf den Gesundheitszustand der Menschen. Denn wer sich glücklich fühlt, verfügt nachweislich über eine bessere körpereigene Krankheitsabwehr und lebt gesünder. Auch darüber informiert dieses Buch.

Teil 1: Griechisches Eisenkraut – Selbsthilfe bei Nachlassen der Gehirnfunktionen

Die Menschen in den modernen, hoch entwickelten Gesellschaften werden zwar immer älter. Doch damit ist nicht unbedingt ein besserer Gesundheitszustand verbunden. Die typischen Altersleiden breiten sich bedenklich aus. Sie treten inzwischen auch schon bei jüngeren Menschen auf. Zu diesen Krankheiten gehört Alzheimer, die häufigste Form der Demenzerkrankungen. Nach einer neueren Umfrage hält fast die Hälfte aller Deutschen (49,2 Prozent) die Alzheimerkrankheit für das schlimmste gesundheitliche Leiden, mit dem man nur schwer klarkommen könne. Für beinahe drei Viertel (73,3 Prozent) der Befragten ist Alzheimer mindestens so schlimm wie Krebs.[1] Neben der Alzheimerdemenz gibt es aber noch eine ganze Reihe weiterer Erkrankungen beziehungsweise Symptome, die mit einem Nachlassen der Gehirnfunktionen zusammenhängen: Vergesslichkeit, Unruhe, Konzentrations- und Aufmerksamkeitsstörungen, Schlafprobleme, Burn-out, Angststörungen, Depressionen, Nervositätserscheinungen, Stressempfindlichkeit und viele andere. Über Erfolg versprechende Selbsthilfe erfahren Sie Näheres in diesem Buch.

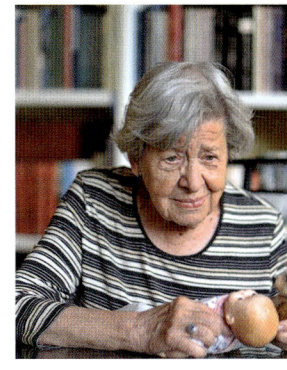

Die Ursachen und Wirkungsmechanismen der bedrohlich zunehmenden Demenzerkrankungen sind nach wie vor noch nicht eindeutig geklärt. Zu *den* Formen beziehungsweise Ursachen von Demenz, denen bisher die *umfangreichsten* Forschungen galten, gehört Alzheimer. Bis heute gibt es aber in der konventionellen Medizin noch kein pharmazeutisches Medikament, das die Alzheimerkrankheit stoppen oder gar heilen könnte.

Dennoch besteht Hoffnung. Sie kommt aus der Naturmedizin. Neue Forschungsansätze greifen auf altes Erfahrungswissen aus der Volksheilkunde zurück. Sie befassen sich mit einem Teekraut aus Griechenland, das die Einheimischen dort seit Jahrhunderten bei den unterschiedlichsten Krankheiten sehr erfolgreich nutzen.

Die vorliegenden neuen Forschungsergebnisse lassen erwarten, dass sich der Alterungsprozess des Gehirns deutlich hinausschieben lässt – auch wenn es sich bisher nur um erste, vorläufige Ergebnisse handelt. Die Forscher haben sie durch Tierversuche und in Einzelfallstudien mit Menschen gewonnen. Was bislang noch fehlt, sind kontrollierte wissenschaftliche Studien am Menschen, durchgeführt mit einer hinreichend großen Personenzahl über einen Zeitraum von mindestens sechs Monaten bis zwei Jahren.

> Neue Forschungsergebnisse lassen hoffen, dass sich der geistige Alterungsprozess in Zukunft deutlich hinausschieben lässt.

Doch für *gegenwärtig* betroffene Patienten ist es keine hilfreiche Perspektive, zu warten, bis die Ergebnisse aufwendiger Langzeitstudien vorliegen, die allen strengen wissenschaftlichen Kriterien standhalten. Bis erste kontrollierte Studien veröffentlicht werden, können Jahre vergehen. Die Patienten brauchen aber *jetzt* Hilfe. Das Griechische Eisenkraut ist ein uraltes Volksheilmittel, bei dem bislang keine Nebenwirkungen bekannt sind. Daher ist es vertretbar, den Betroffenen dieses Mittel bereits jetzt zu vorzustellen.

Die Heilkraft des Griechischen Eisenkrauts

In der Therapie psychischer Erkrankungen wird das Griechische Eisenkraut (*Sideritis spp.* – die Abkürzung bedeutet in der Fachsprache, dass es von dieser Gattung unterschiedliche Spezies gibt, in diesem Fall mehr als 100 verschiedene Arten!) in Zukunft voraussichtlich eine bedeutende Rolle spielen. Die Heilkraft dieser Pflanzengattung kann den therapeutischen Prozess bei jungen wie bei alten Menschen sinnvoll begleiten, die Patienten für die Therapie öffnen und damit schnellere Heilerfolge herbeiführen. Bei leichteren Beschwerden kann sich die Behandlung möglicherweise auf das Griechische Eisenkraut beschränken, bevor man (bei ausbleibendem Erfolg) eine aufwendige Psychotherapie be-

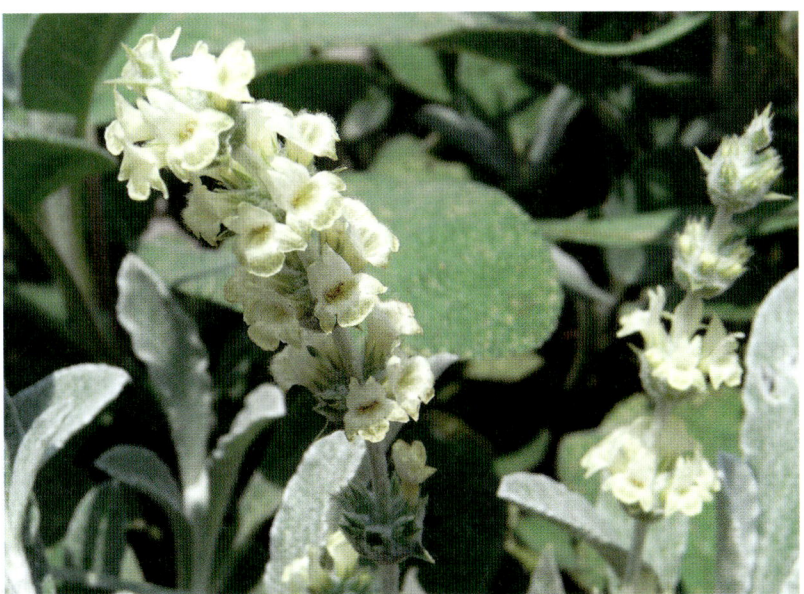

Das Griechische Eisenkraut wird wegen seiner erstaunlichen Heilwirkung als Tee seit der Antike geschätzt.

ginnt. Ähnliches geschieht ja bereits bei der Behandlung leichterer Depressionen mit Johanniskraut. Dabei handelt es sich um eine Naturheilmethode, die auch von der konventionellen Medizin anerkannt und durchgeführt wird.

Im ersten Teil dieses Buchs bekommen Sie Einblick in die neuesten Forschungsergebnisse zu diesem natürlichen Heilmittel, das sich bei der Behandlung degenerativer Störungen der Gehirnfunktionen als besonders erfolgreich bewährt hat. Das Griechische Eisenkraut wurde, wie bereits erwähnt, als Tee seit der Antike wegen seiner erstaunlichen Heilwirkung hoch geschätzt. Wissenschaftler haben dieses Volksheilmittel jetzt wiederentdeckt und ins Blickfeld der Forschung gerückt. Die Ergebnisse sind verblüffend.

Es begann mit einer Fernsehsendung

Der Weg des Griechischen Eisenkrauts als Hoffnungsträger Nr. 1 der Naturheilkunde im Kampf gegen die Alzheimerdemenz begann mit einer Fernsehsendung: *QUIVIVE,* das Gesundheitsmagazin des Senders *Rundfunk Berlin-Brandenburg*, brachte am 3. November 2010 einen längeren Beitrag über Alzheimer. Darin ging es unter anderem um die Frage: Kann man irgendetwas tun, um das Erkrankungsrisiko zu senken?

Schon am Morgen nach der Sendung und in den darauffolgenden Tagen und Wochen liefen bei Kräuterhandlungen quer durch Deutschland die Telefone heiß. Der Fernsehreport des RBB löste eine so große Nachfrage nach dem Tee des Griechischen Eisenkrauts (*Sideritis scardica*) aus, dass die Händler mit ihren Lieferungen kaum nachkommen konnten.

In seiner Sendung stellte der Moderator einen Hochschullehrer vor, der sich durch seine Forschungsarbeiten den Ruf eines „Alzheimer-Jägers" erworben hat: Professor Dr. Dr. Jens Pahnke, ehemals an der Universität Rostock, jetzt an der

Otto-von-Guericke-Universität Magdeburg tätig. Er schwört auf einen speziellen Sideritis-Extrakt, für dessen Wirksamkeit es bereits erste Belege gebe.

Professor Pahnke sieht in Alzheimer keine Krankheit, sondern einen regulären, jedoch zu schnell ablaufenden Alterungsprozess. Zusammen mit seinem Team sucht er nach Substanzen, die auch ein alterndes Gehirn fit halten und wieder auf Trab bringen können. Inzwischen ist er fündig geworden. Eine Heilpflanze liefert ihm Stoffe, die den Prozess der Entwicklung von Alzheimer verlangsamen können. Die Forschergruppe um Jens Pahnke ist der Alzheimerkrankheit offenbar dicht auf der Spur. Man werde die Krankheit nicht *rückgängig* machen können – so dämpft der Professor allzu unrealistische Erwartungen –, aber man könne den Prozess verlangsamen und aufhalten.

Gegenstand seines Forschens ist das Griechische Eisenkraut, auch „Berufskraut" oder „Griechisches Bergkraut" genannt. Das sind volkstümliche Bezeichnungen. „Berufskraut" soll nach alten, magisch geprägten Vorstellungen vor Verwünschungen, vor dem „Berufenwerden", schützen. Und unter der Bezeichnung „Griechisches Bergkraut" oder „Griechischer Bergtee" werden insgesamt mehr als 100 *verschiedene* Arten der Gattung Gliedkräuter aus dem gesamten Balkanraum zusammengefasst und in den Handel gebracht. Welche Pflanze ist *hier* also konkret gemeint? Wie Professor Pahnke erklärt, gelten seine Forschungsergebnisse nur für *zwei Untergattungen* der Sideritis-Gattung aus der Familie der Lippenblütler: *Sideritis scardica* und *Sideritis euboa*. (Die genaue botanische Zuordnung im Überblick: Familie: Lippenblütler (*Lamiaceae*), Unterfamilie: *Lamioideae*, Gattung: Gliedkräuter, Untergattung: *Sideritis scardica*.)[2]

Die Forscher testen ein Mittel, das die krankhaften Proteinablagerungen im Gehirn verringern soll. Aus dem Griechischen Eisenkraut (*Sideritis scardica*) gewinnen sie einen Stoff, der die

Menge der Plaques im Gehirn von Mäusen ganz erheblich reduzieren kann. Das ist ein sensationelles Ergebnis! Wenn es sich beim Menschen bestätigen lässt, so ist das der Durchbruch in der äußerst schwierigen Behandlung der Alzheimerkrankheit. Derzeit (Sommer 2012) läuft eine erste Studie, bei der an einer kleinen Versuchsgruppe getestet wird, ob Griechisches Eisenkraut auch bei Menschen so wirkt.

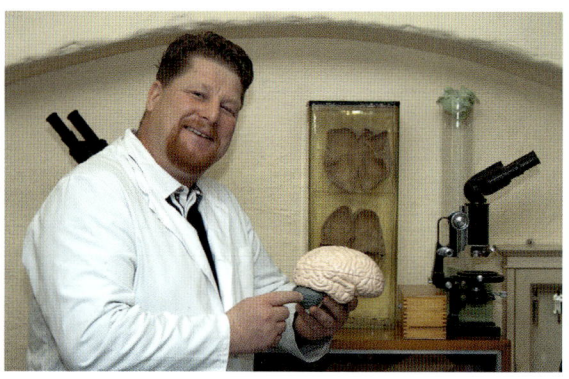

Als die Wissenschaftler die Pflanze genauer unter die Lupe nahmen, ahnten sie zunächst nicht, welch beachtliche Heilkraft sich in ihr verborgen hält. Erst eine Testserie mit Mäusen führte sie auf die entscheidende Spur. Bei den Versuchstieren handelt es sich um Mäuse, bei denen aufgrund der Veränderung eines bestimmten Gens überhaupt erst Alzheimer entsteht.[3] „Bei unseren speziellen Mäusen entwickelt sich Alzheimer innerhalb von sechs bis sieben Wochen", erläuterte Professor Pahnke in der Fernsehsendung. Und weiter: „Wir gaben den Nagern einen Sideritis-scardica-Extrakt und stellten nach einer Zeit von nur acht Wochen überrascht fest, dass die für Alzheimer typischen Ablagerungen im Gehirn zu 80 Prozent zurückgegangen waren." Man werde damit Alzheimer nicht besiegen, wohl aber den Erkrankungsprozess aufhalten können.

Im Tierversuch hatten die Forscher Mäuse mit Alzheimer in einem Wasserbecken schwimmen lassen, in dem bestimmte Orientierungsmarken den Weg zu einer Rettungsinsel erleichterten. Die „Alzheimer-Mäuse" reagierten völlig desorientiert und fanden den Weg nicht. Nach mehrwöchiger Behandlung mit dem Extrakt des Griechischen Eisenkrauts hatte sich der Zustand der Tiere deutlich gebessert. Jetzt waren die behandelten Mäuse im Gegensatz zu den unbehandelten sofort in der Lage, sich zielsicher zu orientieren. Ohne erst lange umherzuirren, schwammen sie auf die Rettungsinsel zu.

Die Griechen schätzen ihr Eisenkraut schon seit alter Zeit. Man sagt ihm nach, es stärke die Geisteskraft. In der Tat verbessere *Sideritis scardica* die Leistungsfähigkeit des Gehirns deutlich, bestätigte auch Jens Pahnke. Allerdings müsse man *pro Tag – je nach Brühstärke – bis zu einer ganzen Kanne* von dem Tee trinken, um die gewünschte Wirkung zu erzielen.

Das sollte für gesundheitsbewusst lebende Menschen kein Problem sein. Bei einem täglichen Flüssigkeitsbedarf von 1,5 bis 2 Litern müsste es ohne allzu große Schwierigkeiten möglich sein, jeden Tag so viel Tee aus dem Griechischen Eisenkraut zu trinken, zumal dieser Tee ausgesprochen aromatisch schmeckt und gut bekömmlich ist. Ein positiver Nebeneffekt: Bei den älteren Menschen, um die es hier primär geht, wird die Aufnahme von Flüssigkeit ja erfahrungsgemäß oft vernachlässigt – die Gewöhnung an das Trinken dieses gesunden und wohltuenden Tees kann dem entgegenwirken.

> Tee aus Griechischem Eisenkraut verbessert die Leistungsfähigkeit des Gehirns deutlich. Allerdings sollte man täglich mehrere Tassen davon trinken.

Weltweit Aufsehen erregende Alzheimerforschung

Professor Jens Pahnke promovierte in Medizin und Molekularbiologie. Von 2005 bis 2011 lehrte und forschte er an der Universität Rostock und arbeitet derzeit an der Universität Magdeburg. Er gilt als Experte auf dem Gebiet der Entstehung neurobiologischer Erkrankungen und arbeitet an neuen Modellen zur Entstehung von Proteineinlagerungen bei neurodegenerativen Erkrankungen. Pahnke ist ein anerkannter Experte in der Alzheimerforschung: 2009 erhielt er für seine Arbeiten den Forschungspreis der *Alzheimer Forschung Initiative e. V.*

Mecklenburg-Vorpommern ist das am stärksten alternde Bundesland. Hier sind daher besonders viele Alzheimerpatienten zu erwarten. Gleichzeitig ist die Ärztedichte gering. Da erschien es 2009 sinnvoll, hier einen „Ableger" des *Deutschen Zentrums für Neurodegenerative Erkrankungen* aufzubauen. Professor Pahnke hat daran maßgeblich mitgewirkt und bereits an der Universität Rostock weltweit beachtete Forschung betrieben.

Seine Ergebnisse haben dazu geführt, dass sich auch andere Universitäten für seine Arbeit interessierten. So ist er im Dezember 2011 (zusammen mit seinen Mitarbeitern und mit 2500 Nagetieren) an die Klinik für Neurologie in Magdeburg umgezogen. In letzter Zeit nahm Pahnke zusammen mit seinem Team eine Reihe ganz neuer, hoch spezialisierter technischer Geräte in Betrieb, mit denen sich vor allem die in der neurobiologischen Forschung wichtigen bildgebenden Verfahren maßgeblich verbessern lassen.

Ab 2013 soll aus Magdeburg Spitzenforschung kommen. Man will die Erkrankung erkennen, bevor sie zum Ausbruch kommt, und führt daher eine deutschlandweite diagnostische Studie mit Ehepaaren durch. Derzeit gibt es keine zugelassene Behandlung für das Vorstadium der Alzheimerkrankheit. Deshalb kommt es darauf an, genau herauszufinden, welcher Inhaltsstoff des Griechischen Eisenkrauts für die Reduzierung der Ablagerungen verantwortlich ist. Nach den Tests bei Mäusen folgt die Erprobung am Menschen. Dass das Griechische Eisenkraut möglicherweise Alzheimer verzögern und therapieren kann, findet der Forscher nicht ungewöhnlich. Naturheilstoffe fänden immer mehr Einzug in die Medizin, erklärte er. Dieses griechische Heilkraut möchte er nicht als ultimatives Allheilmittel für Alzheimer bezeichnen, aber es sei derzeit „das innovativste und vielversprechendste von drei neuen Pflanzen, die wir haben".[4]

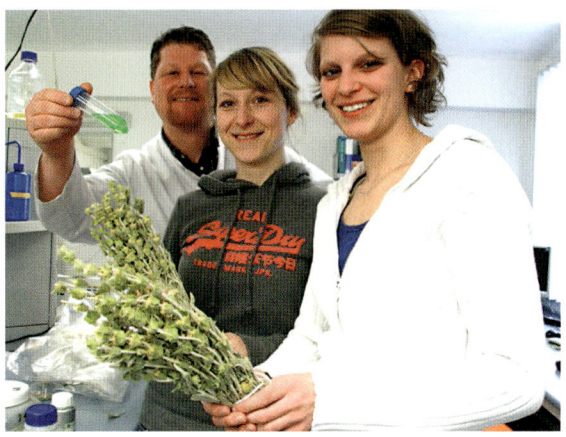

Prof. Jens Pahnke und Teammitarbeiterinnen im Labor

Ein „patentes" Naturheilmittel

Seit Jahrtausenden standen Heilpflanzen aus dem Garten der Natur allen Menschen zur Verfügung. Inzwischen greift gewinnorientiertes Denken so stark um sich, dass nicht nur technische Erzeugnisse des menschlichen Erfindergeistes, sondern selbst Produkte aus der Natur vor „Diebstahl" und Nachahmung rechtlich geschützt werden. Am 22. September 2010 erteilte das Europäische Patentamt dem privaten Forschungsinstitut *IBAM*

GbR in Denzlingen (bei Freiburg) ein europaweit geltendes Patent auf die Nutzung von Pflanzen der Gattung *Sideritis* zur Vorbeugung und Beeinflussung von Störungen, die mit einem veränderten Serotonintransport verbunden sind.[5]

Das IBAM hat offenbar ähnliche Heilwirkungen wie Professor Pahnke festgestellt. Von einer Wirkung bei Alzheimer oder allgemein bei Demenzerkrankungen ist in dem Patent allerdings nicht die Rede. Unter Patentschutz stellen ließ man *Sideritis-Extrakte* als Hemmer der Serotoninwiederaufnahme bei der Behandlung von Depressionen, Angststörungen, Zwangserkrankungen, Panikattacken, Ess-, Aufmerksamkeits- und Hyperaktivitätsstörungen. Doch sämtliche beschriebenen Heilwirkungen gehen in die gleiche Richtung: Sie alle dienen der Behandlung von Krankheiten, die mit einem veränderten Serotonintransport zu den Nervenzellen im Gehirn zusammenhängen.

Die IBAM-Forscher Dr. Rainer Knörle und Dr. Peter Schnierle legten erste Forschungsergebnisse, aber auch klinische Beobachtungen und Fallstudien vor, die sie in Zusammenarbeit mit der Universitätsklinik Freiburg gewonnen hatten.

Die Forschungsgruppe untersuchte die Inhaltsstoffe verschiedener Sideritis-Arten genauer und verglich die Zusammensetzung ihrer Wirkstoffe. Nach ihren Erkenntnissen hemmen Extrakte aus *Sideritis* die Wiederaufnahme von Serotonin, Dopamin und Noradrenalin in die Nervenzellen. Dadurch erhöht sich die Konzentration an Botenstoffen im Blut. Welche Konsequenzen sich daraus im Einzelnen ergeben, wird im Folgenden näher erläutert.

Die Forscher des IBAM-Instituts verglichen in Tierversuchen außerdem die Wirkung von *Sideritis* mit der von Johanniskraut und Fluvoxamin. Sie stellten fest, dass *Sideritis* eine stärkere Serotonin-Wiederaufnahmehemmung erzielt als Johanniskraut (das immerhin selbst in der Schulmedizin gern als Mittel gegen

Depressionen eingesetzt wird). Das rein pharmazeutische Medikament Fluvoxamin, mit dem die konventionelle Medizin depressive Störungen behandelt, blieb in seiner Wirkung gegenüber *Sideritis* und Johanniskraut deutlich zurück.

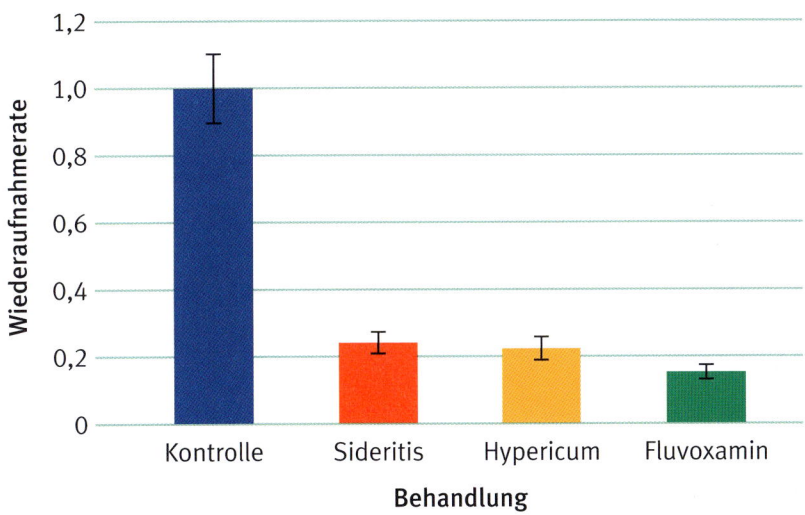

Serotonin-Wiederaufnahmehemmung durch *Sideritis*: Vergleich der Wirkung von *Sideritis* (500 µg/ml) mit Johanniskraut (500 µg/ml) und Fluvoxamin (10 µM) auf die Wiederaufnahme von Serotonin in Rattenhirnsynaptosomen[6]

Weniger Plaques – mehr Serotonin – bessere Übertragung von Nervensignalen

Jede Information – sei es ein Bild, das unser Auge sieht, ein Schmerzreiz oder der Duft von Blumen – wird innerhalb von tausendstel Sekunden über Nervenzellen in das Gehirn weitergeleitet. Dabei muss die Information von einer Nervenzelle auf die andere übertragen werden, denn die Nervenzellen sind nicht direkt, sozusagen nahtlos, miteinander verbunden. Zwischen ihnen ist ein nur etwa 20 bis 30 tausendstel Millimeter breiter

Spalt. Die Übertragung einer elektrischen Information über diesen Spalt hinweg erfolgt mithilfe sogenannter Neurotransmitter, also biochemischer Botenstoffe, die Reize von einer Nervenzelle zur anderen transportieren. Ort des Geschehens sind dabei die Synapsen als die speziellen Kontaktstellen, über die die Nervenzellen miteinander in Verbindung stehen.

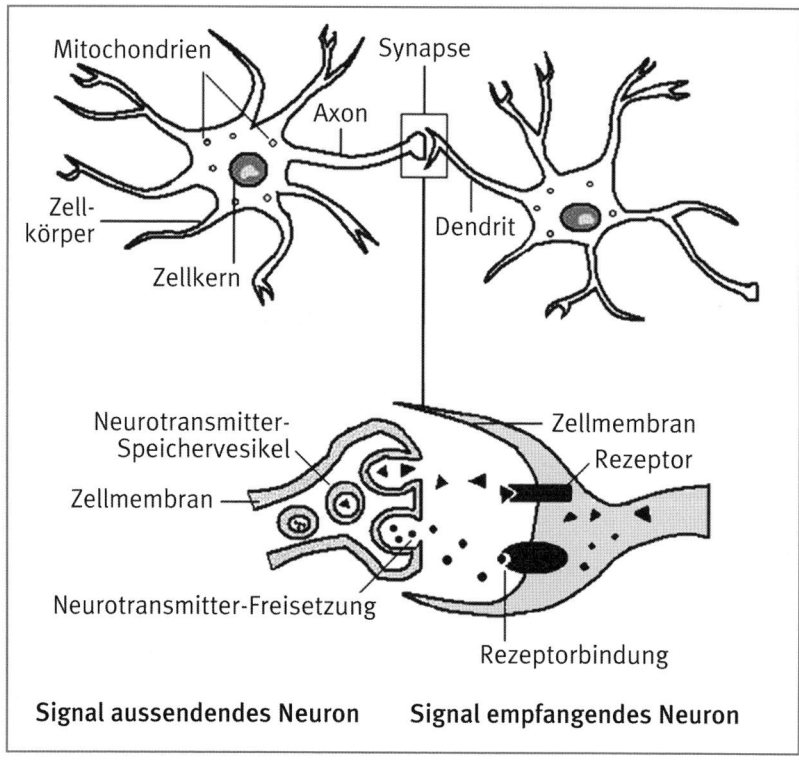

Übertragung von Nervensignalen: Nervenzellen (Neuronen) haben eine Membran, die dafür konzipiert ist, Informationen an andere Zellen zu senden. Axone und Dendriten sind spezifische Strukturen zum Übertragen und Empfangen von Informationen. Die Kontaktstellen zwischen den Zellen sind die Synapsen. Neuronen setzen in diese Synapsen chemische Botenstoffe (Neurotransmitter) zur Kommunikation mit anderen Neuronen frei.[7]

Die synaptische Übertragung von Nervensignalen ist entscheidend für alle Funktionen des Körpers und der Psyche, für Lernen und Gedächtnis, für Bewegung und Erholung, für Stoffwechsel und Organfunktionen.

Bei der Alzheimerdemenz und den vielfältigen Erkrankungen des sogenannten Serotoninmangel-Syndroms liegt eine Störung der Übertragung von Nervensignalen vor.

Wenn es im Gehirn an Serotonin mangelt ...

Allen Krankheitsbildern, auf die sich die Sideritisforschungen konzentrieren, ist eines gemeinsam: Sie sind vor allem auf Serotoninmangel zurückzuführen.

In den 80er-Jahren des 20. Jahrhunderts begann in den USA die Serotoninforschung, die zu einer völlig neuen Sicht auf ein ganzes Bündel unterschiedlicher Krankheiten führte, zwischen denen ein Zusammenhang bis dahin nicht ohne Weiteres erkennbar war. Der Verdacht kam auf, dass verschiedene Gesundheitsstörungen letztlich nur Symptome ein und derselben Grunderkrankung seien: des Serotoninmangels. Diesem Verdacht ging eine deutsch-schweizerische Forschergruppe der Universitätsklinik Basel nach – und fand ihn voll bestätigt. Sie fasste alle Krankheiten, die auf einer Störung der Neurotransmitterfunktion beruhen, zu einem Bündel zusammen. Diesem Krankheitspaket gaben die Forscher den Namen „Serotoninmangel-Syndrom".[8]

Es besteht heute kein Zweifel mehr daran, dass unsere seelisch-geistigen Funktionen maßgeblich durch biochemische Vorgänge bestimmt werden. Zu den wichtigsten der körpereigenen Botenstoffe (Neurotransmitter) im Nervensystem gehört das Serotonin. Dieser vielseitige Wirkstoff könnte sogar eine Art

> Das Griechische Eisenkraut ist offenbar in der Lage, die Übertragung der Nervensignale im Gehirn zu verbessern, indem es die Konzentration an Botenstoffen im synaptischen Spalt zwischen den einzelnen Nervenzellen erhöht.

> Im Gehirn wirkt Serotonin günstig auf das Erinnerungs- und Lernvermögen, auf die Appetitkontrolle sowie auf Zwangs- und Suchtverhalten. Serotonin schafft psychische Stabilität, erhöht die Stresstoleranz und sorgt für erholsamen Schlaf.

Schlüsselsubstanz sein, von der die Funktionen anderer Neurotransmitter mit abhängen. Und es scheint ein Zusammenhang zu bestehen zwischen Serotoninmangel und Depressionen, Schlafstörungen und Angstzuständen.[9]

Erforscht worden sind bislang vor allem die Wirkungen von Serotonin auf das Zentralnervensystem: Im Gehirnstoffwechsel wirkt dieser Botenstoff günstig auf das Erinnerungs- und Lernvermögen, auf Appetitkontrolle, Essstörungen, Zwangs- und Suchtverhalten oder Angst- und Panikattacken. Serotonin schafft psychische Stabilität, erhöht die Stresstoleranz und sorgt für erholsamen Schlaf. Außerdem reguliert dieser Botenstoff die Konzentration und die Merkfähigkeit. Er führt zu ruhigem, ausgeglichenem Verhalten. Besteht ein Mangel an Serotonin, so sind Kinder beispielsweise ängstlicher, zappeliger, stressempfindlicher; sie gehören dann zu den typischen Prüfungsversagern. Bei Menschen mit Depressionen liegt der Serotoninspiegel im Blut nachweislich um bis zu 50 Prozent niedriger als bei Gesunden.[10]

Neue Ergebnisse aus der Serotoninforschung zeigen, dass der Serotoninspiegel bei Frauen nach dem Eisprung allmählich (und kurz vor der Regel sogar stark) abfallen kann. Als Folge davon treten Überempfindlichkeit, Stimmungsschwankungen, depressive Stimmungen und Reizbarkeit auf. Auch starke Essgelüste, Putzwut und andere Zwangsstörungen wie Kaufrausch oder Kleptomanie deuten in dieser Zeit auf einen niedrigen Serotoninspiegel hin. Ist zu wenig Serotonin verfügbar, so erhöht sich die Schmerzempfindlichkeit. Die Blutgefäße im Kopf und im Becken neigen dann dazu, sich zu verkrampfen. Das ist beispielsweise bei Migräne, Spannungskopfschmerz, aber auch bei Beschwerden vor der Monatsregel häufig der Fall.[11]

Mögliche Gründe für Serotoninmangel

Wodurch entsteht ein zu niedriger Serotoninpegel? – Über einen längeren Zeitraum hinweg bestehende familiäre oder berufliche Stressbelastungen können dazu führen, dass viel von dem Botenstoff verbraucht wird. Dafür sind die Stress-hormone Adrenalin und Cortisol verantwortlich, die für einen verstärkten Abbau der Aminosäure Tryp-tophan sorgen. Sie ist eine Vorstufe des Serotonins.

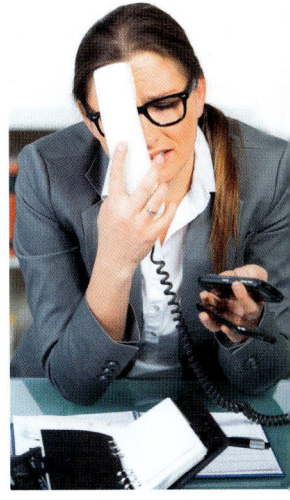

Der Serotoninspiegel sinkt offenbar auch mit fort-schreitendem Lebensalter. Und schließlich hängt er von der Ernährung ab. Das den Blutzucker regulie-rende Hormon Insulin kann die Aufnahme des Sero-toninbausteins Tryptophan im Gehirn und in den Nerven beschleunigen. Deshalb können Kohlen-hydrate ebenfalls helfen, die Nerven zu beruhigen. Aus diesem Grunde essen Menschen, die zu Depres-sionen neigen, in den dunkleren Wintermonaten mehr Süßigkeiten und mehr Kohlenhydrate als im Sommer. In der Jahreszeit des helleren Lichts befindet sich der Serotoninspiegel auf einem höheren Niveau. Ein hoher Sero-toninspiegel senkt den Appetit und stärkt das Sättigungsgefühl. Besteht Serotoninmangel, so fühlen sich die Betroffenen dau-ernd hungrig. Sie leiden unter Heißhunger. Eine Untersuchung mit 294 Übergewichtigen ergab, dass dicke Menschen einen um die Hälfte niedrigeren Serotoninspiegel hatten. Auch bei anderen Essstörungen wie Ess- und Brech-sucht (Bulimie) oder Magersucht (Anorexie) zeigte sich ein deutlicher Serotoninmangel.[12]

Serotoninmangel fördert allgemein das Sucht-verhalten – ganz gleich, ob es sich um Sucht nach Süßem, Nikotin, Alkohol, Essen, Spielen, Sex oder Drogen handelt. Selbst Messie-Verhalten (Müllsucht)

> Stress, fortgeschritte-nes Lebensalter und schlechte Ernährung können zu Serotonin-mangel-Erkrankun-gen führen.

und Eifersucht hängen eng mit Serotoninmangel-Zuständen zusammen, wie italienische Wissenschaftler nachweisen konnten.

Mehrere klinische Studien zeigen, dass Serotonin selbst den Schlaf- und Wachzustand kontrolliert. Ohne Serotonin kann man nicht einschlafen. Erst wenn jemand schon eine halbe Stunde geschlafen hat, bildet der Körper aus dem vorhandenen Serotonin in der Zirbeldrüse das Schlafhormon Melatonin, das für mehr Tiefschlaf sorgt.[13]

Fallstudien zum Serotoninmangel-Syndrom

Die IBAM-Forscher aus Denzlingen sind die ersten, die klinische Studien an Menschen mit Serotoninmangel-Syndrom veröffentlicht haben. Dabei handelt es sich um mehrere Fallbeobachtungen, die sie in Zusammenarbeit mit der Universitätsklinik Freiburg bei freiwilligen Versuchsteilnehmern gewonnen haben:[14]

Beispiel 1: Mittelschwere Depressionen und Migräne

„Eine 47-jährige Patientin litt unter ständig wiederkehrenden mittelschweren Depressionen. Außerdem traten bei ihr seit mehr als 20 Jahren immer wieder Migräneanfälle auf.

Die Patientin lehnte die Behandlung mit den klassischen pharmazeutischen Mitteln gegen Depressionen ab. Sie wollte nur mit pflanzlichen Wirkstoffen behandelt werden. Die Ärzte verordneten ihr, pro Tag einen Liter Griechischen Bergtee zu trinken.

Nach 14 Tagen zeigte sich eine deutliche Stimmungsaufhellung. Der Nachtschlaf verbesserte sich und es ließ sich eine Antriebssteigerung feststellen."

Beispiel 2: Wiederkehrende Depressionen

„Ein 43-jähriger Patient litt immer wieder unter Depressionen. Die Ärzte behandelten ihn dauerhaft mit 300 mg Venlafaxin. Das ist ein konventionelles, zur Behandlung von Depressionen eingesetztes Medikament. Da der Patient weiterhin unter anhaltender Motivationslosigkeit litt, fügten sie ihrer Verordnung den Griechischen Bergtee hinzu, zunächst einen halben Liter, später einen ganzen Liter pro Tag.

Nach vier Wochen vertrug der Patient das Medikament Venlafaxin nicht mehr. Er litt unter andauerndem Durchfall, Übelkeit, Schweißausbrüchen und Schwindel. Daraufhin reduzierten die behandelnden Ärzte die Venlafaxin-Dosis über sechs Wochen. Der Hausarzt setzte das Medikament schließlich ganz ab.

Seit sechs Monaten trinkt der Patient einen Liter Bergtee pro Tag. Seine Depression kehrte noch einmal für vier Wochen zurück. Im Vergleich zum Verlauf der Krankheit in den letzten 15 Jahren war dieser Rückfall jedoch deutlich kürzer und nach vier Wochen spontan beendet. Seit einem Jahr ist der Patient beschwerdefrei."

Beispiel 3: Mittelgradige Aufmerksamkeitsdefizit-Hyperaktivitäts-Störung (ADHS)

„Ein 35-jähriger Versuchsteilnehmer leidet unter einer mittelgradigen Beeinträchtigung seiner Aufmerksamkeit, Konzentration und Auffassungsgabe. Er ist in hohem Maße ablenkbar bei geteilter Aufmerksamkeit und leidet unter starker motorischer Unruhe. Er kann nicht still sitzen und muss ständig mit den Beinen wippen. Außerdem fällt an dem Patienten eine ausgeprägte emotionale Instabilität mit schweren plötzlichen Stimmungswechseln auf. Im Gespräch zeigt sich eine starke assoziative Lockerung des formalen Gedankengangs. Gedankensprünge treten auf und gelegentliche Zusammenhanglosigkeit in der Gedankenführung. Der Versuchsteilnehmer redet ständig dazwischen und platzt im Gespräch heraus. In seinen Schilderungen ist er weitschweifig und umständlich.

Die Behandlung erfolgte mit zwei Litern Griechischem Bergtee, über den Tag verteilt getrunken. Schon in der ersten Woche der Anwendung zeigte sich für den Versuchsteilnehmer selbst, aber auch für die Menschen in seinem sozialen Umfeld und für die Versuchsleiter, eine deutliche Verbesserung der Konzentrations-, Aufmerksamkeits- und Auffassungsgabe. Der Patient

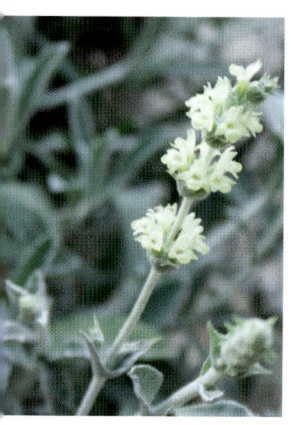

kann jetzt im Gespräch aufmerksam folgen. Er kann zuhören, gibt Sachverhalte prägnant und strukturiert wieder, lässt seinen Gesprächspartner ausreden und hält den Gesprächsfaden. Psychomotorisch fällt eine deutliche Entspannung mit verbesserter Impulskontrolle und Stresstoleranz auf. Die Stimmungslage wirkt stabilisiert und aufgehellt.

Es zeigte sich eine anhaltende Wirkung über den Beobachtungszeitraum von mehreren Monaten bei täglichem Konsum der oben genannten Menge an Bergtee."

Beispiel 4: Durchschlafstörungen, Schwierigkeiten bei der Raumorientierung

„Eine 69-jährige Patientin leidet seit Jahren unter Durchschlafstörungen Sie schläft abends nach dem Zubettgehen zwar schnell ein, wird aber nach einigen Stunden wieder wach und kann dann nicht wieder einschlafen. Ihr Hausarzt hat ihr ein Schlafmittel verordnet, das auch half. Wegen der Gefahr, abhängig zu werden, nahm sie das Mittel nur wenige Wochen lang und setzte es schließlich wieder ab.

Außerdem hat die Patientin Schwierigkeiten, sich in größeren Gebäuden (zum Beispiel in Behörden, Krankenhäusern, Parkhäusern) zurechtzufinden.

Seit sechs Monaten trinkt sie täglich einen Liter Griechischen Bergtee. Ihre Schlafstörungen haben sich seither deutlich gebessert. Die Patientin schläft inzwischen meist durch. Wenn sie in der Nacht wach wird, gelingt es ihr, schneller wieder einzuschlafen. Die Schwierigkeiten in der räumlichen Orientierung sind etwa auf demselben Stand geblieben. Sie haben sich jedenfalls nicht verschlechtert."

Beispiel 5: Unruhezustände, depressive Störungen, Gedächtnisstörungen

„Der 77-jährige Patient leidet unter Unruhezuständen, die vor allem abends auftreten. Zeitweise kommen leichte bis mittelgradige Depressionen hinzu, die aber bislang jedes Mal von selbst wieder abgeklungen sind. Der Patient klagt darüber, dass ihm oft Namen von Menschen, die er kenne, nicht einfallen. Auch fällt es ihm schwer, sich neue Namen einzuprägen.

Nach acht Monaten mit einem Liter Griechischem Bergtee täglich sind die Unruhezustände und die depressiven Störungen deutlich zurückgegangen. Die Störungen des Namensgedächtnisses bestehen weiterhin, haben sich aber nicht verschlimmert."

Bisherige Forschungsergebnisse zum Griechischen Eisenkraut (Sideritis scardica)

- Mit Extrakten aus Griechischem Eisenkraut konnten im Tierversuch die für die Alzheimerkrankheit typischen Ablagerungen im Gehirn (Plaques) bis zu 80 Prozent reduziert werden.[15] Langzeitstudien mit Menschen (über eine Laufzeit von bis zu 2 Jahren) stehen noch aus. Doch die bisher vorliegenden Einzelfallstudien bei Menschen lassen günstige Ergebnisse erwarten.

- *Sideritis scardica* erweist sich bei der Bekämpfung von Depressionen als vielversprechende Alternative zu Johanniskraut. *Sideritis* hat weniger Nebenwirkungen, wie allein schon der langjährige Gebrauch in der Volksmedizin der südosteuropäischen Länder zeigt.

- Durch eine Antidepressionstherapie mit *Sideritis* lassen sich unerwünschte Nebenwirkungen von Johanniskraut vermeiden, wie zum Beispiel die Fotosensibilisierung der Haut oder die Interaktionen mit anderen Arzneimitteln.

- Darüber hinaus haben Sideritis-Extrakte das Potenzial, als erstes Pflanzenheilmittel einen Wirkungsnachweis in der Behandlung des Aufmerksamkeitsdefizit-Hyperaktivitäts-Syndroms (ADHS) zu erreichen.

Das Griechische Eisenkraut kann noch mehr ...

Griechisches Eisenkraut eignet sich längst nicht nur als wirksames Naturheilmittel bei Alzheimer, bei Demenzerkrankungen allgemein und bei vorzeitigem Nachlassen der Gehirnleistungen. Als Hemmer der Serotoninwiederaufnahme kommt es generell zur Behandlung von Menschen infrage, die unter einem Serotoninmangel-Syndrom leiden. Zu diesem Krankheitsbild gehören beispielsweise Schlafstörungen, psychovegetative Unausgeglichenheit, Konzentrations- und Aufmerksamkeitsstörungen, Stress- und Unruhezustände, Burn-out, Angststörungen, Zwangserkrankungen, Panikattacken und Essstörungen sowie Suchterkrankungen unterschiedlichster Art (zum Beispiel Abhängigkeit von Alkohol, Nikotin, Drogen, Sex, Essen, Spiel). Hierzu sind weitere Forschungen notwendig und wünschenswert.

> Für das Griechische Eisenkraut öffnet sich ein weites Feld als wirksames Naturheilmittel bei der Behandlung zahlreicher Störungen, die auf Serotoninmangel zurückzuführen sind.

Für diese Forschungen mit dem Griechischen Eisenkraut öffnet sich ein weites Feld. Es umfasst zahlreiche, auf den ersten Blick unterschiedliche Krankheitsbilder, die alle auf einer Störung des Transports der Neurotransmitter beruhen.

Der Griechische Bergtee wird in den Mittelmeerländern seit Jahrhunderten nicht nur bei Erkrankungen, sondern auch (regelmäßig nach Feierabend) zur Entspannung getrunken. Er hat sich im Mittelmeerraum als Volksheilmittel bewährt und ist fester Bestandteil einer traditionellen Kultur des Teetrinkens. Die Griechen schätzen ihn seit vielen Hundert Jahren, weil er Klarheit im Kopf schafft und die Geisteskraft stärkt.

Im Altertum schrieb man dem Griechischen Eisenkraut neben seiner Heilkraft auch eine Frieden stiftende Wirkung zu. So nahmen die römischen Gesandten zum Aushandeln von Friedensverträgen exakt dieses Kraut mit. Auch zur Ehre

Jupiters lagen auf dessen Altar immer ganze Bündel von *Sideritis scardica*.

Der griechische Arzt Dioskurides, der im 1. Jahrhundert n. Chr. lebte, beschrieb die Wirkung des Krautes in seinem berühmten Arzneimittelbuch *Materia Medica*. Er sprach der Pflanze unter anderem eine heilende Wirkung bei Fieber zu. Außerdem sollte sie magische Kräfte besitzen, zum Beispiel helfen, die Freundschaft anderer Menschen zu gewinnen. Was auf den ersten Blick als Glaube an Zauberei erscheint, hat in Wahrheit doch einen sehr realen Hintergrund: Sideritis-Kräuter, die die Freundschaft anderer Menschen gewinnen helfen, verfügen über diese Kraft, weil sie – wie wir heute wissen – im menschlichen Organismus serotoninanreichernd wirken. Auf diese Weise versetzen sie die Menschen in eine freundliche und friedliche Stimmung.

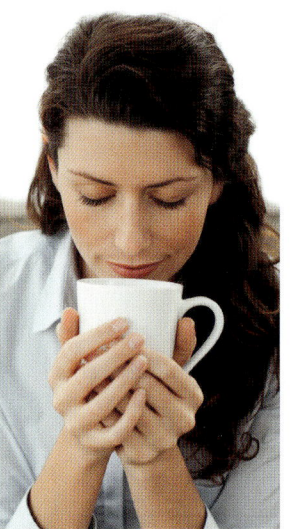

Die regelmäßige Anwendung des Griechischen Bergtees könnte in unserer modernen westlichen Gesellschaft zu einer Neubelebung der Kultur des Teetrinkens führen, die im alten China und in anderen Ländern fester Bestandteil der Lebensführung war. Abwarten und Tee trinken – allein schon, wenn man diese Redensart beim Wort nimmt, kommt mehr Ruhe in das alltägliche Leben. Eine klarere Struktur von Arbeit und Erholung zeichnet sich ab und führt insgesamt zu mehr Gesundheit.

> *Man trinkt Tee,*
> *damit man den Lärm*
> *der Welt vergisst.*
>
> Östliche Weisheit

Die praktische Anwendung des Griechischen Eisenkrauts

Zubereitung des Griechischen Bergtees

Um die gewünschte Wirkung zu erreichen, ist es notwendig, täglich mindestens 1 Liter Griechischen Bergtee zu trinken (über den Tag verteilt).

Die Besserung tritt nicht sofort ein; sie beginnt bei regelmäßiger Anwendung frühestens nach 5 bis 7 Tagen. Je nach Art der Störung, Belastung oder Erkrankung, der Dauer ihres Bestehens und dem Alter des Betroffenen können bis zum Eintritt einer deutlich erkennbaren Wirkung auch bis zu zwei Wochen vergehen.

Um 1 Liter Tee anzusetzen, gibt man 3 bis 5 Esslöffel getrocknetes Griechisches Eisenkraut (*Sideritis scardica*) in ein Gefäß

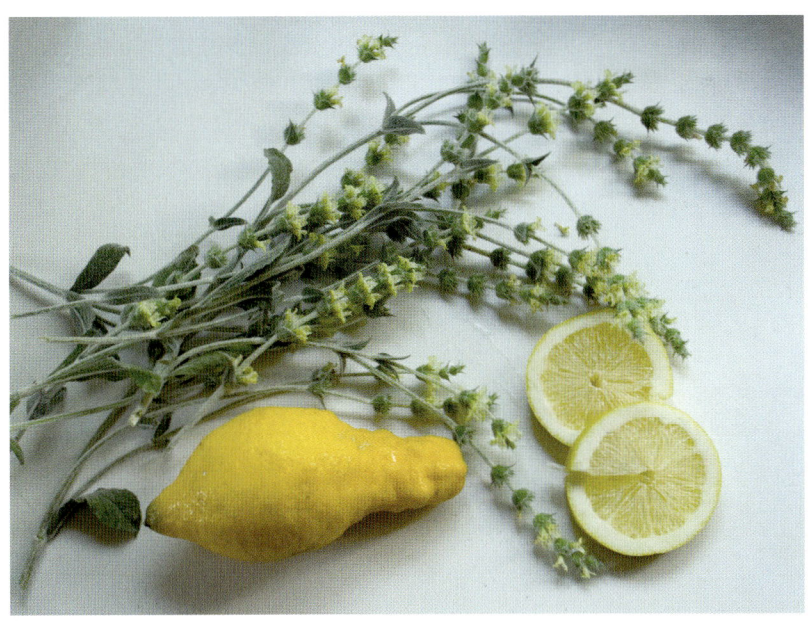

(bzw. in ein großes Teesieb) und übergießt es mit 1 Liter kochendem Wasser. 10 Minuten ziehen lassen, dann abgießen.

Nach einer anderen Zubereitungsmethode lässt man das Teekraut 10 Minuten lang köcheln.

Beide Zubereitungsarten sind geeignet, die Wirkstoffe des Teekrauts zu erschließen. Am besten sammeln Sie selbst Ihre Erfahrungen. Probieren Sie aus, wie Ihnen der Bergtee besser schmeckt!

Ein zweiter Aufguss ist möglich. Man kann dafür etwas weniger Wasser verwenden. Der Geschmack des Tees ist dennoch gut; das Getränk enthält dann wohl etwas weniger an Wirkstoffen.

Möchten Sie den ganzen Tag über heißen Tee zur Verfügung haben, dann füllen Sie doch gleich morgens eine Thermoskanne.

Griechischer Bergtee schmeckt übrigens angenehm mildwürzig. Sein Aroma wird als leicht (!) süß oder als zimtähnlich beschrieben. In Griechenland trinkt man ihn traditionell mit Honig. Man kann auch einen Spritzer Zitronensaft hinzufügen. Doch er lässt sich ohne jeden Zusatz genauso gut trinken, kalt ebenso wie heiß!

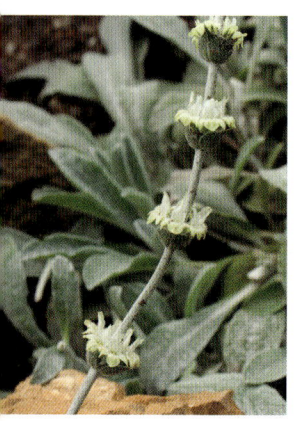

Ein berühmtes, 120 Jahre altes österreichisches Lebensmittelbuch, der sogenannte *Codex alimentarius Austriacus*, beschreibt den Griechischen Bergtee unter der Überschrift „Teeähnliche Erzeugnisse" so: „Griechischer Bergtee besteht aus den zur Blütezeit gesammelten, getrockneten oberirdischen Teilen von *Sideritis scardica*. Blätter und Stengel sind aromatisch."

Steckbrief: Die Pflanze Sideritis scardica

Name: *Sideritis scardica* (Griechisches Eisenkraut oder auch Griechisches Bergkraut genannt)

Blüte: goldgelb

Blütezeit: Mai bis August

Wuchshöhe: circa 40 cm

Standort: sonnig, besonders an Berghängen, humos-sandiger durchlässiger Boden in offenen, freien Lagen, verträgt keine Staunässe

Beschreibung der Pflanze: graufilzige Blätter, grüngelbe Blütenkerzen; Ernte erfolgt im September

Anwendung/Wirkung: köstlich milder, aromatischer, zimtartig schmeckender Tee, wird in ländlichen Gegenden Griechenlands traditionell nach Feierabend zur Entspannung getrunken, enthält antibiotische Wirkstoffe, wirkt entzündungshemmend und gilt als Mittel gegen Erkältung. Seit Jahrhunderten bekannt ist aber auch seine psychisch entlastende und leicht beruhigende Wirkung.

Neuere Forschungen bestätigen die positive Wirkung des Griechischen Eisenkrauts bei Alzheimer, Depressionen, Schlafstörungen, Zappelphilipp-Syndrom, Gedächtnis- oder Konzentrationsstörungen und beim Serotoninmangel-Syndrom ganz allgemein.

Sideritis ist der „Familienname". Er ist in Südeuropa und Anatolien weit verbreitet. Es gibt dort etwa 100 Arten, davon allein 43 in der Türkei und 45 in Spanien. Eine türkische Wissenschaftlerin hat sich die Mühe gemacht, die örtlich üblichen Namen für die Sideritis-Pflanzen zu notieren, mit denen sie arbeitet. Sie kam auf 25 unterschiedliche Namen. Einige Namen, etwa „Bergtee" und „Almtee", tauchen gleich mehrfach auf. Andere sind in ihrem Gebrauch örtlich sehr begrenzt; konkret bedeutet das: Der Name einer Sorte ist nur in *dem* Dorf bekannt, in dem die jeweilige Sorte entdeckt wurde. Andererseits taucht ein und dieselbe Sorte in verschiedenen Balkandörfern mit unterschiedlichen Benennungen auf. Komplizierte Familienverhältnisse, unter denen es nicht immer leicht ist, sich zurechtzufinden! Um so notwendiger ist es, sich beim Kauf von Griechischem Bergtee an verlässliche Bezugsquellen zu wenden, damit man auch wirklich sicher sein kann, dass in der Packung das ist, was darauf steht, nämlich: *Sideritis scardica*.

Die verschiedenen Arten von Sideritis-Pflanzen gehören botanisch zu den Lippenblütlern (*Lamiaceae*). Bauern und Hirten pflücken sie in der freien Natur an den Berghängen in mittleren und höheren Lagen. Einige Sorten werden auch in Kulturen angebaut oder im Flachland auf Äckern gezüchtet. In Bulgarien gibt es inzwischen ganze Felder, auf denen man *Sideritis scardica* anbaut.

Die Sideritis-Pflanzen sind reich an ätherischen Ölen und wohlriechenden Terpenen, Bitterstoffen, Pseudogerbstoffen und Farbstoffen (Flavonoiden). Äußerlich wird die Pflanze manchmal mit Salbei verwechselt. Ihr Geschmack ist jedoch völlig anders. Der Griechische Bergtee wirkt nicht aufputschend, denn er enthält im Gegensatz zu schwarzem oder grünem Tee kein Tein bzw. Koffein. (Tein ist chemisch mit Koffein identisch.)

Informationen über Bezugsquellen
für das Griechische Eisenkraut: siehe Anhang!

Wenn Sie Griechisches Eisenkraut selbst anbauen möchten

Griechischen Bergtee kann man auch selbst anbauen. Über private Anbauerfolge gibt es im Internet schon erste Berichte.[16, 17]

Informationen über Bezugsquellen für *Samenkörner* des Griechischen Eisenkrauts finden Sie im Anhang. Die Aussaat erfolgt von Januar bis Mai im Haus oder ab Mai im Freiland.

Die Sideritis-Pflanzen wachsen auf durchlässigem, warmem Boden. Sie lieben steppenheideähnliche, kalkhaltige Erde an trockenen Standorten in sonniger Lage. Die Pflanzen sind winterhart.

Verlässliche Informationen darüber, ob in Deutschland gezüchtete Sideritis-scardica-Pflanzen den gleichen Wirkstoffgehalt erreichen wie Wildpflanzen aus Griechenland, liegen bislang nicht vor.

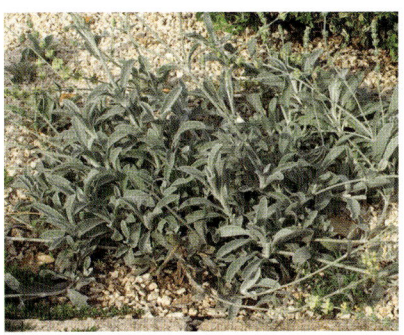

Wie Sie eine Tinktur aus Griechischem Eisenkraut herstellen können

Für Menschen, die nicht so gut damit klarkommen, täglich einen Liter Tee über den ganzen Tag verteilt zu trinken, bietet sich an, selbst eine *Tinktur* aus *Sideritis scardica* herzustellen. Das geht ganz leicht.

Zutaten: getrocknetes Griechisches Eisenkraut und Doppelkorn

Anleitung

- Füllen Sie Teekraut in ein Glas mit Schraubdeckel, und zwar so viel, dass noch etwa die Hälfte des Glases leer bleibt.
- Gießen Sie Doppelkorn über das Teekraut, bis es gut bedeckt ist, und verschließen Sie das Glas.
- Lassen Sie das Glas drei bis sechs Wochen oder auch länger an einem warmen Ort stehen. Je länger die Tinktur zieht, um so stärker ist ihr Wirkstoffgehalt.
- Schütteln Sie das Glas ein- bis zweimal täglich kurz. Mit der Zeit nimmt die Tinktur eine immer intensivere Färbung an.
- Am Ende der Wartezeit filtern Sie die Tinktur ab. Dazu gießen Sie sie durch ein feines Sieb in eine Flasche aus dunklem Glas.
- Verschließen Sie die Flasche und beschriften Sie sie, indem Sie Inhalt und Herstelldatum angeben.
- An einem dunklen, kühlen Platz gelagert hält sich die Tinktur mindestens 1 Jahr.
- **Dosierung:** Nehmen Sie von Ihrer Tinktur jeden Tag dreimal einen Teelöffel voll.

Achtung: Für Menschen mit einem Alkoholproblem ist die Anwendung als Tinktur nicht geeignet!

Verdünnt man die Einnahmemenge der Tinktur mit sehr heißem Wasser, so verdunstet ein Teil des Alkohols. Nach dem Abkühlen eignet sich diese Einnahmeform auch für Menschen, die nicht so gern Medizin auf alkoholischer Basis einnehmen möchten.

„Glückstee" aus Griechischem Eisenkraut?

Um Glück und Gesundheit der Bewohner in den westlichen Industrienationen steht es offenbar nicht zum Besten. Vor allem die Zahl der psychischen Erkrankungen nimmt stark zu. Im Jahr 2010 gab es beispielsweise in Deutschland 13,5 Prozent *mehr* Krankheitstage wegen seelischer Leiden als im Jahr zuvor. Damit ist die Zahl der psychischen Erkrankungen innerhalb eines Jahres so stark angestiegen wie noch nie zuvor. Auf Depressionen und andere psychische Erkrankungen entfiel rund ein Achtel des gesamten Krankenstandes. Sie spielen inzwischen eine fast doppelt so große Rolle wie noch 1998.

Selbst bei jungen Arbeitnehmern sind psychische Krankheiten auf dem Vormarsch. Jeder Zehnte im Alter zwischen 15 und 29 Jahren leidet (in Deutschland) unter Schmerzen oder körperlichen Problemen ohne organische Ursache, oft begleitet von Depressionen. Zu diesem Ergebnis kommt der Gesundheitsreport der DAK für 2011.[18] Vieles spricht dafür, dass es sich hier um ein tatsächliches Ansteigen der Zahl psychischer Erkrankungen handelt und nicht nur um eine veränderte Wahrnehmung dieses Krankheitsbilds durch Ärzte und Patienten selbst.

Wo liegen die Ursachen für derart alarmierende Gesundheitsstörungen? Sind die Lebens- und Arbeitsbedingungen so hektisch, ja letztlich sozusagen „lebensfeindlich" geworden, dass immer mehr Menschen sich ihnen nicht mehr gewachsen fühlen? Liegt es an überhöhten Anforderungen in der Berufswelt, in der immer weniger Arbeitnehmer immer mehr Aufgaben erledigen müssen? Oder ist es Resultat ungesunder Lebensführung in einer zunehmend vergifteten Umwelt mit chronischem Bewegungsmangel, Fast Food, intensiver Computernutzung und exzessivem Medienkonsum?

Sehr wahrscheinlich kommen hier mehrere Ursachen zusammen, und sie verstärken sich gegenseitig in ihren verhängnisvollen Folgen. Niemand kann derzeit die Gründe genau benennen. Aber viele Menschen scheinen unter einem bedenklichen Serotoninmangel zu leiden, der das Auftreten psychischer Erkrankungen verstärkt und begünstigt.

Glückliche Menschen leben nachweislich gesünder. Das Griechische Eisenkraut ist imstande, die Glücksfähigkeit zu erhöhen, indem es den Serotonintransport zu den Nervenzellen des Gehirns verbessert.

In der Natur ist es so angelegt, dass die Lebewesen ihrem „Alltagsstress" aktiv und mit frischer Energie begegnen. Nur so können sie die immer wieder neuen Herausforderungen bewältigen, vor die das Leben sie stellt. Nur so sind Menschen und Tiere in der Lage, sich erfolgreich zu behaupten. Doch immer mehr Menschen bringen diesen Lebensmut nicht länger auf, sondern fallen in die Depression.

Kann und sollte in dieser Situation mit dem Einsatz von natürlichen Serotonin-Wiederaufnahmehemmern wie dem Griechischen Eisenkraut gegengesteuert werden? Oder werden damit die Krankheitssymptome unserer Gesellschaft verschleiert und übertüncht? – Die Antwort kann nur lauten: Ganz gleich, unter welchen negativen gesellschaftlichen oder persönlichen Lebensbedingungen die Menschen leiden – in jedem Fall muss alles getan werden, um dem einzelnen Menschen zu helfen. Ihm trotz aller Widrigkeiten seine Lebensfreude wiederzugeben, ist oberstes Ziel jeder Therapie (und Selbsthilfe), ganz gleich, ob sie mit chemisch-pharmazeutischen Mitteln arbeitet oder ganzheitliche Naturheilkunst anwendet.

Das Griechische Eisenkraut ist offenbar imstande, die allgemeine Glücksfähigkeit zu erhöhen. Glück ist eine wesentliche Voraussetzung für dauerhafte Gesundheit. Wer sich glücklich und zufrieden fühlt, verfügt nachweisbar über eine stärkere körpereigene Krankheitsabwehr. Umgekehrt gilt: Wer sich dauerhaft unglücklich oder gestresst fühlt, erhöht deutlich die Wahrscheinlichkeit zu erkranken. Dieser Zusammenhang ist durch zahlreiche

Forschungsergebnisse belegt. *Sideritis scardica* verschafft uns gute Chancen, bis ins hohe Alter gesund *und* glücklich zu leben.

Natürlich ist Glück ein zerbrechlicher Zustand. Keiner lebt im Dauerglück. Ein Glück als ständiges Leben im Schlaraffenland wäre für die Menschen wahrscheinlich unerträglich und ein Hindernis für ihre Persönlichkeitsentwicklung – sie braucht auch Widerstände. Belastungen in der Familie, im Freundeskreis und im Beruf gehören zum Leben. Jeder kennt die Wut im Bauch, die Last im Kreuz oder den Wunsch, aus der Haut zu fahren. Solche Redewendungen spiegeln, was in unserem Körper geschieht, wenn Stress uns bedrängt und uns alles zu viel wird.

Solange solche Zustände *vorübergehend* auftreten, sind wir nicht krank, sondern nur zeitweise unglücklich. Krankheit entsteht erst, wenn sich negativer Stress dauerhaft in uns festsetzt. Dazu sollten wir es möglichst nicht erst kommen lassen, sondern zum Abbau von Stress rechtzeitig Veränderungen in unserem Leben vornehmen, soweit das in unserer Hand liegt.

Wissenschaftliche Untersuchungen über die gesundheitlichen Folgen von Ärger haben zu eindrucksvollen Ergebnissen geführt:

- Negative Gefühle können dem Körper so stark zusetzen, dass sie ihn töten. Menschen, die *dachten*, dass sie sterben müssten, starben tatsächlich – obwohl die Diagnose auf einem Missverständnis beruhte.[19]
- Wer davon *überzeugt* ist, dass er schwer krank ist oder schlechte Heilungsaussichten hat, erkrankt stärker und hat schlechtere Heilungschancen.[20]
- Schlechte Gedanken und Gefühle blockieren im Gehirn die Wirkung der Glückshormone. Schmerz und Leid werden dann stärker empfunden.[21]

- Negative Gedanken und Ängste sind ansteckend, wie die vielen Beispiele von Massenhysterien zeigen.[22]
- Angst und Ärger wirken sich negativ auf die Blutgerinnung und die Abwehrkräfte aus. Schlechte Gefühle verstärken die Neigung zu Thrombosen, behindern die Arbeit der Immunzellen und erhöhen damit das Infektionsrisiko.[23]
- Wer sich unzufrieden und niedergeschlagen fühlt, dessen Wunden heilen schlechter und langsamer.[24]

Es ist nicht nur so, dass der Geist den Körper beeinflusst, sondern auch umgekehrt: Gibt man dem Körper die richtigen Heilungsimpulse, so lässt sich damit auch unsere geistig-seelische Befindlichkeit positiv beeinflussen. Diesen Weg geht die konventionelle Medizin, indem sie gegen Depressionen und trübe Stimmungen pharmazeutische Mittel mit stimmungsaufhellender Wirkung verschreibt. Im Prinzip geschieht dasselbe, wenn die Naturheilkunde Johanniskraut oder Griechischen Bergtee gegen diese Krankheitserscheinungen einsetzt. Nur sind dabei die Nebenwirkungen weit geringer – falls überhaupt solche auftreten.

Teil 2: Krankheiten und Beschwerden, bei denen Griechisches Eisenkraut hilft

Im ersten Teil dieses Buchs haben Sie alles Wichtige über das Griechische Eisenkraut, seine Anwendung und seine Wirkung erfahren. Außerdem haben Sie Einblick in die wissenschaftlichen Hintergründe seines heilenden Potenzials erhalten.

Der zweite Teil gibt Ihnen einen tieferen Einblick, bei welchen Krankheiten das Griechische Eisenkraut nach den bisher vorliegenden Forschungsergebnissen erfolgreich einsetzbar ist. Er stellt die genaueren Wirkungszusammenhänge und Hintergründe zu den einzelnen Krankheitsbildern dar. Es wird aufgezeigt, bei welchen Erkrankungen berechtigte Hoffnung besteht, dass sie sich mithilfe des Griechischen Eisenkrauts günstig beeinflussen lassen.

Serotonintransport-Störungen zeigen sich in sehr unterschiedlichen Krankheitsbildern, von denen manche auf den ersten Blick kaum Gemeinsamkeiten haben. Serotoninmangel wirkt sich auf sehr verschiedene Weise aus. Er kann das Entstehen von Suchtverhalten begünstigen, ebenso aber auch zu Angststörungen oder Aggressivität führen oder sich in Krankheitssymptomen auf der Körperebene zeigen. Längst nicht immer besteht ein klar erkennbarer Zusammenhang zwischen Ursache und Wirkung. Ganze Bündel von Ursachen können beim Entstehen von Serotoninmangel-Störungen zusammenwirken. Vor allem die Psyche spielt eine entscheidende Rolle, selbst dann, wenn nur körperliche Krankheitserscheinungen zu beobachten sind.

Entsprechend schwer tut sich die Forschung, Ursachen und Wirkungen bei Serotoninmangel-Leiden klar zu trennen. Dabei geht es um die uralte, letztlich nicht eindeutig beantwortbare Frage: Wird der Körper durch seelisches Leiden krank oder leidet die Seele, weil der Körper krank ist? Was war eher vorhanden, die Henne oder das Ei? Die Wissenschaft steht mit ihren Erkenntnissen zum Serotoninmangel-Syndrom noch ziemlich am Anfang und vieles ist unter den Experten umstritten.

Eine der Erkrankungen, bei denen Serotoninmangel eine Rolle spielt, ist die Demenz. Gerade sie nimmt in den letzten Jahren bedenklich zu und droht zu einem ernsthaften Problem für unsere Gesellschaft zu werden.

Demenz – eine Volkskrankheit der Zukunft

Vergessen Sie öfter etwas Wichtiges? Verlegen Sie immer wieder Ihre Schlüssel? Fallen Ihnen Namen nicht ein? Fühlen Sie sich unruhig? Schlafen Sie schlecht? Oder leiden Sie unter depressiven Verstimmungen? Haben Sie Schwierigkeiten, sich zu konzentrieren oder wichtige Dinge im Kopf zu behalten? – Das alles können Anzeichen für Verschleiß durch Stress und Reizüberflutung sein. Doch häufig verbergen sich dahinter auch erste Anzeichen für altersbedingte Funktionsstörungen des Gehirns, denen wir keineswegs hilflos ausgeliefert sind. Das Griechische Eisenkraut *Sideritis scardica* kann hier wirksame Hilfen bieten, geistige Frische und Leistungsfähigkeit, gute Stimmung und

Vergesslichkeit, Depressionen, Schlafprobleme, Angststörungen, Unruhezustände und Durchblutungsstörungen im Kopf können Vorboten von Demenzerkrankungen sein.

ruhige Gelassenheit bei Tag und bei Nacht dauerhaft wieder herzustellen.

Allein in Deutschland leiden derzeit rund drei Millionen ältere Menschen unter Gedächtnisproblemen. Experten rechnen für die Zukunft mit einem deutlichen Ansteigen sogenannter neurodegenerativer Erkrankungen des Gehirns. Durchblutungsstörungen im Kopf, Vergesslichkeit, Depressionen, Schlafprobleme, Angststörungen und Unruhezustände können Vorboten solcher Störungen sein. Sie treten gehäuft ab dem 65. Lebensjahr auf, inzwischen aber auch schon bei Jüngeren ab 45, und sie gelten weltweit als Volkskrankheit der Zukunft. Da die Menschen bei uns ein immer höheres Lebensalter erreichen, entwickeln sich neurodegenerative Erkrankungen zum Problem – nicht nur für jeden Einzelnen, sondern für die Gesellschaft insgesamt.

In diesem und in den folgenden Kapiteln erfahren Sie mehr über die Ursachen für das schnelle Ausbreiten von altersbedingten Funktionsstörungen des Gehirns. Außerdem erhalten Sie einfache Hilfen zur Selbstdiagnose, mit denen sich normale Vergesslichkeit klar von Demenzerscheinungen abgrenzen lässt.

> Neurodegenerative Erkrankungen entwickeln sich zum Problem – nicht nur für jeden Betroffenen, sondern auch für die Angehörigen und die Gesellschaft insgesamt.

Nachlassende Gehirnleistung im Alter

Lange Zeit ging man davon aus, es sei einfach Glück oder Pech, ob jemand bis ins hohe Alter fit bleibt oder vergesslich und „dement" wird. Inzwischen wissen wir einiges mehr darüber, wie wir das Gehirn gesund erhalten können. Die Widerstandskraft gegen die Abbauprozesse lässt sich durch geeignete Maßnahmen erhöhen. Viel liegt an uns selbst und daran, wie wir gegen Demenzerscheinungen vorbeugen.

Natürlich können wir nicht bis zu unserem Lebensende fit wie die Zwanzigjährigen bleiben. Körper und Geist unterliegen

Abnutzungserscheinungen. Damit müssen wir leben. Doch realistisch ist, dass unser Gehirn leistungsfähig genug bleiben kann, um uns die Orientierung in der Welt und ein selbstbestimmtes Leben zu ermöglichen.

Manches ist ganz sicher durch genetische Veranlagung bedingt. Aber sehr viel können wir selbst tun, um unser Gehirn fit zu halten – ebenso, wie wir unseren Körper in guter Form halten können. Menschen, die sich mit 40 viel bewegen, werden wahrscheinlich auch im höheren Lebensalter noch gut auf den Beinen sein. Und Menschen, die ihr Gehirn in der Mitte ihres Lebens üben und pflegen, schaffen damit die besten Voraussetzungen für einen gesunden Geist im Alter.

> Demenz ist keine urplötzlich auftretende Krankheit, sondern entwickelt sich meist im Laufe von mehr als 30 Jahren.

Demenz – ihre Entwicklung und Verbreitung

Demenz ist in den meisten Fällen keine urplötzlich auftretende Krankheit; sie entwickelt sich meist im Laufe von mehr als 30 Jahren. Deshalb bleibt genügend Zeit für vorbeugende Maßnahmen. Das ist tröstlich. Doch andererseits gilt: Demenz lässt sich bis heute nicht heilen. Daran wird sich auch in den nächsten Jahren kaum etwas ändern. Das Problem liegt darin: Nervenzellen, die einmal abgestorben sind, lassen sich nicht wieder zum Leben erwecken. Deshalb muss das Hauptziel jeder Therapie darin liegen, Demenzprozesse rechtzeitig zu stoppen, ehe es zu spät ist. Dafür gibt es in der Naturheilkunde sehr wirksame Maßnahmen.

Niemals zuvor waren die Erwartungen der Menschen an ihr Leben ab 60 so hoch wie heute. Ein großer Teil der 60- bis 70-Jährigen ist heute noch fast so fit wie früher die 50-Jährigen. Und diese „jungen Alten" entwerfen Lebenspläne wie nie zuvor. Sie reisen um die Welt, heiraten noch einmal, gründen Wohngemeinschaften oder eine neue berufliche Existenz, ziehen ins Ausland, lernen ein Instrument oder beginnen damit, Theater zu spielen – nur so aus Freude.

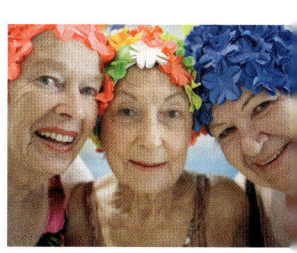

Doch über all dem schwebt eine vage Angst, auf Dauer eben doch nicht so fit wie gewünscht zu bleiben. Mehr als 60 Prozent der Erwachsenen in Deutschland fürchten sich davor, im Alter pflegebedürftig zu werden. Für sie ist es eine Horrorvorstellung, sich als alter Mensch nicht mehr ohne fremde Hilfe waschen oder zur Toilette gehen zu können.[25] Konkret steckt dahinter die Furcht, demenzkrank zu werden. Denn Demenz ist der weitaus häufigste Grund für Pflegebedürftigkeit. Gegenwärtig lebt in Deutschland eine Million alter Menschen im Zustand so starker geistiger Beeinträchtigung, dass sie ihr Leben nicht mehr ohne Pflegehilfe führen können. Bei den meisten von ihnen lautet die Diagnose „Alzheimer". Doch auch Durchblutungsstörungen im Kopf und Depressionen können zur Folge haben, dass das Gehirn seine Leistungsfähigkeit verliert. Die davon Betroffenen leiden zunächst unter Vergesslichkeit. Sie verlieren dann immer mehr die Fähigkeit, sich zu orientieren. Schließlich werden sie demenzkrank.

> Mehr als 60 Prozent aller Erwachsenen in Deutschland fürchten sich davor, im Alter pflegebedürftig zu werden. Demenz ist der weitaus häufigste Grund für Pflegebedürftigkeit.

Ungefähr ab dem sechzigsten Lebensjahr bemerkt rund die Hälfte aller Menschen, dass ihre Gedächtnisleistung nicht mehr so gut ist wie früher. Die Konzentrationsfähigkeit lässt nach. Das räumliche Vorstellungsvermögen wird schlechter. Insgesamt entsteht bei ihnen der Eindruck, ihr Geist arbeite einfach langsamer. Man verlegt öfter als früher den Schlüsselbund und vergisst, was man gerade aus dem Kühlschrank holen wollte. Die Ärzte bezeichnen diesen Zustand als leichte kognitive Beeinträchtigung. Er stört uns schon. Doch von einem gewissen Alter an stellt er eher die Regel dar als die Ausnahme. Und mit jedem Jahrzehnt, das wir älter werden, erhöht sich die Wahrscheinlichkeit, dass die Gedächtnisprobleme zunehmen.

Die Wahrscheinlichkeit einer Demenz steigt ebenfalls mit dem Lebensalter. Ab 80 trifft die Krankheit jeden Dritten. Im Grunde entscheidet jeder selbst, ob er das Glas als halb voll oder halb leer ansieht. Wir *können* uns also auf ein schönes Leben im Alter freuen. Aber ein wenig Respekt vor den mehr oder weniger deutlichen Einschränkungen, die dann auf uns warten, ist sicherlich ebenso angebracht.

Das Wort Demenz stammt vom lateinischen *dementia*. Übersetzt bedeutet es so viel wie „ohne Verstand". Damit gibt dieser Begriff ziemlich genau das Endstadium einer Erkrankung wieder, die es schon im Altertum gab, obwohl die Lebenserwartung damals weit unter der heutigen lag.

Schon Aristoteles betrachtete das Alter als natürliche Krankheit. Und auch der römische Schriftsteller Cicero beschrieb bereits das Nachlassen der Geisteskräfte im hohen Alter, vor allem das Nachlassen des Gedächtnisses. Demenz ist also keine neue Krankheit. Nur tritt sie unter den modernen Lebensumständen viel häufiger auf, weil die Menschen ein sehr viel höheres Lebensalter erreichen.

> Demenz ist keine neue Krankheit. Nur tritt sie unter den modernen Lebensumständen häufiger auf, allein schon deshalb, weil die Menschen heute viel älter werden.

Neuere Studien zeigen, dass das Alter der größte Risikofaktor für das Auftreten einer Demenzerkrankung ist. Etwa ab dem fünfundsechzigsten Lebensjahr kommt Demenz häufiger vor als bei den Jüngeren:

- Unter den 65- bis 69-Jährigen in Deutschland leidet rund 1 Prozent unter starken Beeinträchtigungen durch Demenz.

- Im Alter von 70 bis 74 Jahren steigt ihr Anteil auf etwa 3 Prozent.
- Bei den 75- bis 79-Jährigen steigt das Demenzrisiko dann rapide auf 6 Prozent und bei den 80- bis 84-Jährigen auf rund 13 Prozent an.
- Unter den Menschen zwischen 85 und 90 leidet bereits jeder Vierte unter Demenz.
- Bei den über 90-Jährigen ist mehr als jeder Dritte davon betroffen.

Mit 140 000 Neuerkrankungen stellt die Gruppe der über 80 Jahre alten Menschen weit über die Hälfte aller Patienten, die jährlich neu an einer Demenz erkranken.[26]

Dabei wird die Wahrscheinlichkeit, dass die Menschen ein hohes Lebensalter erreichen, von Jahr zu Jahr größer. Im Augenblick liegt die durchschnittliche Lebenserwartung in Deutschland immerhin bei 76,6 Jahren für Männer und bei 82,1 Jahren für Frauen. Die persönliche Lebenserwartung steigt mit jedem tatsächlich gelebten Jahr an.

> Aus der Gruppe der über 80 Jahre alten Menschen stammt weit über die Hälfte aller Patienten, die jährlich neu an einer Demenz erkranken.

Männer, die das sechzigste Lebensjahr erreicht haben, können aufgrund der statistischen Prognosen damit rechnen, dass sie noch weitere 20,6 Jahre leben werden, also ein Alter von mehr als 80 Jahren erreichen. Frauen über 60 dürfen sogar mit 24,5 weiteren Lebensjahren rechnen. Der Trend setzt sich fort. Die 100-Jährigen sind die auf der ganzen Welt am stärksten wachsende Bevölkerungsgruppe. Heute leben in Deutschland drei Millionen Menschen, die über 80 Jahre alt sind. Im Jahre 2020 werden es voraussichtlich fünf Millionen sein, im Jahr 2050 schon acht Millionen. Das sind mehr als doppelt so viele, wie im Augenblick leben.

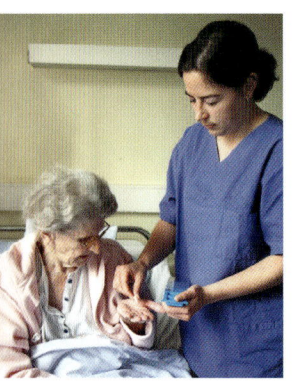

Solche Aussichten sind keineswegs nur tröstlich. Wenn sich nicht bald wirksame Heilmittel
gegen Demenz finden, wird ein großer Teil dieser
Bevölkerungsgruppe im Alter auf pflegende Angehörige oder auf professionelles Pflegepersonal angewiesen sein.

Schon heute leiden rund zwei Drittel aller Pflege-
heimbewohner in Deutschland an Demenz. Sie be-
dürfen über Monate und Jahre einer personal- und
kostenintensiven Pflege.

Am besten wären Lösungen, die das Auftreten schwerer
Demenz schon im Vorfeld verhindern. Vielleicht sind wir ihnen
in Wahrheit schon näher, als selbst Experten in ihren kühnsten
Träumen ahnen. Wie solche Lösungen aussehen könnten, davon handeln die nächsten Kapitel dieses Buches. Zunächst einmal sollten wir uns näher ansehen, wie Demenzerkrankungen
konkret aussehen, wie ihre Symptome beschaffen sind, wie sich
der Krankheitsverlauf entwickelt, welches ihre möglichen
Ursachen sind und was die konventionelle Medizin der Demenz
entgegenzusetzen hat.

Demenz – ein Sammelbegriff
für unterschiedliche Krankheitsbilder

Hinter dem Sammelbegriff Demenz versteckt sich ein ganzes
Bündel unterschiedlicher Krankheitsbilder mit unterschiedlichen Symptomen und unterschiedlichen Ursachen.[27] Die meisten demenzkranken Patienten leiden unter „Alzheimer", einer
Schädigung der Nervenzellen im Gehirn. Die Ärzte sprechen von
einem neurodegenerativen Prozess, der zunächst schleichend
verläuft und anfangs kaum zu bemerken ist. Doch über Jahre
hinweg verlieren die Betroffenen ihre geistigen Fähigkeiten, vor
allem ihr Gedächtnis. Zunächst lässt die Erinnerungsfähigkeit

an kürzlich Erlebtes nach. Nach und nach treten die Gedächtnisstörungen so stark in Erscheinung, dass das alltägliche Leben immer schlechter allein bewältigt werden kann.

Der Grund für den Verlust der geistigen Leistungsfähigkeit bei Demenz sind degenerative Veränderungen an den Nervenzellen oder den Blutgefäßen im Gehirn. Bei der Alzheimererkrankung spielen schädliche Eiweiße eine wichtige Rolle. Sie lagern sich über Jahrzehnte im Gehirn der Betroffenen ab und führen zu einer Schädigung der Nervenzellen, die sich nicht beheben lässt. Nervenzellen, die einmal abgestorben sind, lassen sich nicht neu beleben. Deshalb ist der Krankheitsverlauf bei Alzheimer nicht umkehrbar und nicht heilbar. Er lässt sich bisher im günstigsten Falle nur stoppen oder verlangsamen. Aber es gibt eine positive Nachricht: Das Gehirn ist bis ins hohe Alter noch imstande, *neue* Nervenbahnen zu bilden. Am besten gelingt das, wenn ihm genügend Anregungen geboten werden. So lässt sich der einseitige Abbauprozess oft über lange Zeit verzögern oder sogar zum Stillstand bringen.

> Nervenzellen, die infolge von Demenz einmal abgestorben sind, lassen sich nicht neu beleben. Doch das Gehirn ist lebenslang imstande, neue Nervenbahnen zu bilden. Am besten gelingt das, wenn ihm genügend Anregungen geboten werden.

Man weiß inzwischen ziemlich genau, welche Veränderungen im Verlauf dieser Krankheit mit dem Gehirn geschehen. So fällt ein seltsames Schrumpfen des Gehirns im inneren Teil des Schläfenlappens auf. Dieser Teil, Hippocampus genannt, spielt als Schaltzentrale für das Gedächtnis eine wichtige Rolle. Hier werden Informationen sortiert, mit Erinnerungen und Gefühlen verknüpft, mit anderen Hirnbereichen verbunden und schließlich im Langzeitgedächtnis verankert. Bestimmte Formen des Lernens sind auf den Hippocampus angewiesen. Erleidet er Schaden, so kann sich der Betroffene unter Umständen nichts Neues mehr merken.

Doch zu *Beginn* einer Demenzerkrankung liegt die Lernfähigkeit durchaus nicht bei null. Nur das Kurzzeitgedächtnis ist beeinträchtigt. Unterhaltungen und Ereignisse, die erst wenige Stunden zurückliegen, werden vergessen. Die Betroffenen haben Probleme, bei einem Gespräch dem roten Faden zu folgen oder sich Termine zu merken. Über Erlebnisse, die weiter zurückliegen, über Familiengeschichte, Beruf oder Urlaubsreisen können sie dagegen meist gut und flüssig erzählen.

Wichtigster Grund für das Schrumpfen des Hippocampus mit all seinen verhängnisvollen Folgen ist nach dem heutigen Stand der Forschung ein schädliches Eiweiß: Beta-Amyloid-42. Es entsteht als Abbauprodukt aus anderen Eiweißverbindungen, die unter anderem für Lernvorgänge wichtig sind. Offensichtlich verursacht das schädliche Eiweiß in der Nervenzelle „oxidativen Stress", durch den aggressive Sauerstoffradikale freigesetzt werden. So beginnt eine Kette von Zerstörung. Die Nervenzellen altern schneller und sterben ab.

Im *frühen* Stadium einer Demenz fällt den Betroffenen selbst vor allem die Einschränkung ihrer Merkfähigkeit auf. Sie vergessen Namen oder Verabredungen, Gelesenes oder Erzähltes. Sie kommen im Alltag schlechter zurecht. Das Ausfüllen ihrer Steuererklärung bereitet ihnen auf einmal unüberwindbare Schwierigkeiten. Der Wortschatz ist eingeschränkt. Durch Unsicherheit beim Einschätzen räumlicher Verhältnisse kann es zu Problemen beim Autofahren kommen. Reizbarkeit und depressive Verstimmungen führen oft dazu, dass sich die Betroffenen aus ihrem sozialen Netz zurückziehen.

Im weiteren Verlauf der Erkrankung wirken die Menschen, als ob sie in der Vergangenheit lebten. Die Orientierung geht ihnen verloren. Das Anziehen oder Einkaufen bereitet ihnen Schwierigkeiten. Manchmal erkennen sie auch vertraute Personen nicht mehr richtig, oder sie verlaufen sich selbst in vertrauter Umgebung.

Anzeichen für eine Demenzerkrankung

Wie der *Endzustand* einer Demenzerkrankung aussieht, weiß fast jeder. Weniger bekannt sind die zu *Beginn* schleichend auftretenden Anzeichen. Sie sollen deshalb hier näher beschrieben werden. An diesen Symptomen können Sie eine demenzielle Erkrankung erkennen:

Gedächtnis, Urteilsfähigkeit und Orientierung lassen nach. Schwierigkeiten können im Umgang mit Geld auftreten, an der Kasse im Supermarkt zum Beispiel, oder bei Bankgeschäften. Orientierungsprobleme zeigen sich beim Autofahren oder beim Stadtbummel: Wo bin ich? Wo steht mein Wagen? Probleme bei der Arbeit bestehen oft im Leistungsrückgang, selbst bei Routineaufgaben. Eine zunehmende Persönlichkeitsveränderung, oft mit organischen Beeinträchtigungen, fällt auf. Schließlich werden die von dieser Krankheit Betroffenen zunehmend apathisch, schwerfällig, aber auch unruhig, angespannt, fahrig, unduldsam, reizbar oder aggressiv. Parallel dazu reagieren sie oft niedergeschlagen, resigniert, deprimiert und hoffnungslos. Manchmal finden sich bei ihnen wahnhafte Reaktionen, oft die wiederkehrende Vorstellung, bestohlen zu werden. Nach und nach zeigen sich Wesensveränderungen, die mit Misstrauen, Feindseligkeit, Streitsüchtigkeit, Wutausbrüchen, aber auch mit Affektlabilität, Angst- und Panikreaktionen oder hypochondrischen Befürchtungen verbunden sein können.

Sieben Warnsignale, die auf eine Demenzerkrankung hindeuten[28]

- Jemand stellt immer wieder die gleiche Frage.
- Jemand erzählt immer wieder die gleiche kurze Geschichte.
- Jemand weiß nicht mehr, wie bestimmte alltägliche Tätigkeiten – zum Beispiel Kochen, Kartenspielen oder die Handhabung der TV-Fernsteuerung – auszuführen sind.
- Jemand findet öfters Gegenstände nicht mehr oder legt sie an ungewöhnliche Orte (unabsichtliches Verstecken) und verdächtigt andere Menschen, die vermissten Gegenstände weggenommen zu haben.
- Jemand beherrscht den sicheren Umgang mit Geld, Überweisungen, Rechnungen und ähnlichen Dingen nicht mehr.
- Jemand vernachlässigt dauerhaft sein Äußeres, bestreitet das aber.
- Jemand beantwortet Fragen, indem er die gestellte Frage wiederholt.

Krank oder nur vergesslich? – Diagnostische Hilfen

In diesem Abschnitt erfahren Sie, wie Sie schnell und sicher zwischen normaler Vergesslichkeit und Demenz unterscheiden können. Treten einige der hier angegebenen Warnzeichen[29] auf, so sollten Sie eine ärztliche Untersuchung vornehmen lassen.

1. Zunehmende Vergesslichkeit

Jeder vergisst schon einmal einen Namen oder einen Termin. Das passiert selbst jungen Menschen, erst recht natürlich älteren. Wenn aber Vergesslichkeit gehäuft auftritt und unerklärliche Zustände von Verwirrtheit hinzukommen, so können dies Anzeichen für eine Störung der Gedächtnisleistung sein.

2. Schwierigkeiten im Alltag

Unter Einfluss von Stress sind manche Menschen zerstreut. Sie vergessen zum Beispiel, dass sie einen Topf auf den Herd gestellt haben. Menschen mit Demenz vergessen nicht nur den Topf auf dem Herd. Sie vergessen, dass sie überhaupt gekocht haben.

3. Probleme mit der Wortfindung

Bei den meisten Menschen treten in Gesprächssituationen ab und zu Schwierigkeiten auf, die richtigen Wörter zu finden. Menschen mit Demenz finden aber oft ganz einfache Wörter nicht mehr. Sie benutzen statt dessen unpassende Füllwörter. Dadurch wird ihre Sprache manchmal schwer verständlich.

4. Orientierungsprobleme

Viele Menschen vergessen gelegentlich, welcher Wochentag gerade ist. Oder sie verlaufen sich in einer ihnen nicht so gut vertrauten Umgebung. Bei Menschen mit Demenz kann es geschehen, dass sie in der Straße stehen, in der sie wohnen, doch sie wissen nicht mehr, wie sie dort hingelangt sind und wie sie wieder nach Hause kommen.

5. Schwierigkeiten mit der Kleidung

Manchmal ziehen Menschen sich nicht ganz angemessen an. Bei Menschen mit Demenz aber ist die ausgewählte Kleidung mitunter völlig unangebracht. So kann es geschehen, dass sie zum Einkaufen an einem heißen Sommertag einen Wintermantel tragen. Oder sie ziehen mehrere Blusen übereinander an.

6. Schwierigkeiten mit Rechnungen und Zahlen

Viele Menschen finden es nicht gerade einfach, ein Konto zu führen oder Überweisungen abzuwickeln. Menschen mit Demenz können aber oft Zahlen nicht einordnen und selbst einfache Rechnungen nicht durchführen.

7. Verlegen von Gegenständen

Beinahe jeder lässt schon mal seinen Schlüssel oder sein Portemonnaie irgendwo liegen. Menschen mit Demenz legen Gegenstände manchmal an einen völlig unpassenden Ort, zum Beispiel Schmuck in den Kühlschrank oder eine Uhr in die Zuckerdose. Später wissen sie nicht mehr, wohin sie die Gegenstände gelegt haben.

8. Plötzlicher Stimmungsumschwung

Änderungen der Stimmung kommen bei allen Menschen vor. Bei Menschen mit Demenz kann die Stimmung aber sehr plötzlich und oft ohne jeden erkennbaren Grund umschlagen.

9. Charakterliche Veränderungen

Mit zunehmendem Alter ändern sich manche Charakterzüge ein wenig. Bei Menschen mit Demenz zeigen sich jedoch sehr ausgeprägte Persönlichkeitsveränderungen. Sie treten plötzlich oder über einen längeren Zeitraum hinweg auf. Menschen, die normalerweise freundlich sind, werden zum Beispiel völlig unerwartet wütend, ärgerlich, eifersüchtig oder ängstlich.

10. Verlust an Interesse

Normalerweise arbeiten Menschen nicht ihr Leben lang mit gleichbleibender Motivation. Menschen mit Demenz verlieren aber manchmal vollständig ihren Schwung bei der Arbeit und ihr Interesse an Hobbys. Sie finden auch keine Freude mehr daran, neue Aufgaben zu übernehmen.

Demenz – Herausforderungen und Chancen

Demenz betrifft nicht nur die Erkrankten selbst. Sie spüren ja das allmähliche Erlöschen ihrer Persönlichkeit oft nicht in aller Härte. Weit mehr trifft es meist die Familie, das soziale Umfeld.

Deshalb genügt es hier meines Erachtens nicht, natürliche Mittel gegen die Krankheit zu beschreiben. Veränderungen sind in dem gesamten sozialen Bezugssystem erforderlich, in dem die Kranken leben. Die Familie ist ein äußerst empfindliches System. Schon geringfügige Veränderungen an einer Stelle führen zu tiefgreifenden Folgen an ganz anderen Stellen, bei anderen Mitgliedern dieser Familie. Ihr Gleichgewicht muss sich neu einpendeln. Das braucht Zeit und viel Kraft.

Die Krankheit verändert das Zusammenleben in der Familie von Grund auf. Die Rollen müssen neu verteilt werden. Doch viele Menschen empfinden das auch als Chance zu einer notwendigen und lohnenswerten Neuordnung in ihrem Leben.

> Demenz verändert das Zusammenleben in der Familie von Grund auf. Die Rollen müssen neu verteilt werden. Darin kann auch eine Chance für alle Beteiligten liegen.

Schwarzmalerei ist da nicht angesagt, nicht für die Menschen selbst, die unter Demenz leiden, und nicht für ihre Angehörigen – unabhängig davon, ob es sich um eine schnell oder nur langsam fortschreitende Form der Erkrankung handelt. Das Problem will angeschaut werden – dann finden sich Lösungen. Für Menschen mit Demenz im frühen und im mittleren Stadium gibt es eine Fülle Dinge, die sie noch gut tun können: Hausarbeiten erledigen, Zeitung lesen, Spiele spielen, Musik hören … Gerade Musik spricht bei vielen Kranken sehr tiefe emotionale Schichten an, in denen sie auf heilsame Weise erreichbar sind.

Für unsere Gesellschaft führt die veränderte Situation zu ganz neuen Herausforderungen. Die Debatte, wie man den Erkrankten ein menschenwürdiges Leben ermöglichen kann, hat erst begonnen. Neue Formen des Zusammenlebens von Gesunden und Kranken, von Jungen und Alten, werden inzwischen diskutiert und quer durch das ganze Land in Wohngemeinschaften erprobt. Ganz sicher wird der Bedarf an Heimplätzen in Zukunft zunehmen. Doch gebraucht werden vor allem alternative Pflegemodelle für *unterschiedliche* Bedürfnisse. Hier liegen Chancen für die neuen Wohnmodelle. Für junge Menschen könnte hieraus die nachhaltige Motivation entstehen, sich für eine Tätigkeit in der Altenpflege zu entscheiden. Jedenfalls geben die alarmierend steigenden Pflegekosten inzwischen allen Anlass, den Pflegenotstand auszurufen. Fantasie für neue Ideen ist gefragt – und eine Portion Mut, sie in die Lebenswirklichkeit umzusetzen, zu erproben, auch wenn zu Anfang nicht gleich alles problemlos rund laufen sollte.

Zusammenfassung der wichtigsten Punkte

- In unserer Gesellschaft steigt die Zahl der Demenzerkrankungen stark an.
- Anhand der hier vorgestellten Unterscheidungsmerkmale können Sie sich einen ersten Eindruck verschaffen, ob bei Ihnen selbst oder bei Ihnen nahe stehenden Menschen Anzeichen einer Demenzerkrankung vorliegen.
- Falls dies zutrifft, ist eine fachärztliche Abklärung erforderlich.
- Zumindest für die Alzheimerdemenz gilt: Das Griechische Eisenkraut (*Sideritis scardica*) kann die Krankheit zwar nicht heilen, aber das Fortschreiten der Symptome häufig aufhalten.
- In Tierversuchen ließen sich die für Alzheimer typischen Plaques um 80 Prozent reduzieren.

Depression

Dieses Kapitel hilft Ihnen, abzugrenzen zwischen einer behandlungsbedürftigen Depression und einem Stimmungstief, unter dem fast alle Menschen in ihrem Leben irgendwann einmal leiden.

Außerdem erhalten Sie einen Überblick über die Behandlungsmöglichkeiten der konventionellen Medizin bei Depressionen. Schließlich erfahren Sie, wann eine Behandlung depressiver Störungen mit natürlichen Heilmitteln wie dem Griechischen Eisenkraut oder Johanniskraut als Alternative sinnvoll sein kann.

Kennen Sie das: dass Sie sich manchmal niedergeschlagen, mutlos, ängstlich oder ohne Grund aggressiv fühlen? Dass Sie sich nur mühsam konzentrieren können oder unter Schlafstörungen leiden? Nach Expertenschätzungen gehen die meisten Krankheiten, über die Patienten in den Sprechzimmern der Ärzte klagen, letztlich auf seelische Ursachen zurück. Depressive Verstimmungen, Schlaflosigkeit und nervöse Erschöpfung sind heute weit verbreitet – Tendenz zunehmend.

Betroffen von solchen Leiden sind überwiegend Frauen. Die meisten sprechen nur ungern darüber. Denn seelische Leiden sind in unserer am Erfolg orientierten Gesellschaft mit einem Makel behaftet.

Psychische Leiden gelten in unserer am Erfolg orientierten Gesellschaft als mit einem Makel behaftet. Man spricht nicht gern darüber, nicht einmal in der Praxis des Hausarztes.

Die Weltgesundheitsorganisation (WHO) rechnete schon für das Jahr 2010 damit, dass sich Depression zu der Krankheit entwickelt, die weltweit am häufigsten zu einer Beeinträchtigung führt. Depressionen sind offenbar im Begriff, zur Volkskrankheit zu werden. Nach Schätzungen von Experten leidet schon heute mehr als jeder zehnte Patient, der einen Hausarzt aufsucht, unter Depressionen. Ähnlich erschreckende Zahlen liegen für Schlafstörungen vor – so der bekannte Schlafexperte Professor Jürgen Zulley von der Universität Regensburg.[30]

Depression hat viele Gesichter

Was ist eine Depression? – Diese Krankheit zeigt ein ungewöhnlich vielschichtiges Erscheinungsbild. Ihre Ursachen sind noch längst nicht bis in alle Einzelheiten erforscht. Aber klar ist: Die Depression sucht unsere westliche Welt heim wie eine Epidemie. Die WHO geht davon aus, dass sich diese Krankheit zur größten Gesundheitsstörung unseres Jahrhunderts entwickelt. Depressionen werden bereits heute zehnmal so häufig diagnostiziert wie noch vor 50 Jahren. Ihre Bandbreite reicht von leichteren depressiven Verstimmungen bis hin zu massiven Depressionen mit Suizidgefahr. Eins ist allen ihren Erscheinungsformen gemeinsam: Sie rauben Lebenslust, Lebenskraft und Lebensqualität.

> Depressive Menschen fühlen sich oft wertlos. Sie neigen dazu, sich von den anderen zurückzuziehen.

Unter einer Depression versteht man einen Gefühlszustand, der von großer Traurigkeit und Sorge bestimmt ist. Der von ihr Betroffene fühlt sich wertlos und schuldig. Er neigt dazu, sich von den anderen Menschen zurückzuziehen. Depressionen finden sich in unterschiedlichen Formen und Ausprägungen.

Die Altersdepression

Eine sehr weit verbreitete Form der Depression tritt bei älteren Menschen nach dem 60. Lebensjahr auf. Die Betroffenen leiden unter Ängstlichkeit und Konzentrationsstörungen. Bei der Altersdepression überschneiden die Beschwerden einer Depression sich häufig mit denen einer Altersdemenz. Zusätzlich treten oft körperliche Probleme wie Verstopfung, Hautveränderungen, Zungenbrennen oder nicht genau bestimmbare Schmerzen auf. Dieses unklare Beschwerdebild erschwert eine eindeutige

Diagnose. Hinzu kommt die Angst vor sozialer Ausgrenzung. Weit verbreitet ist auch die Meinung, gegen solcherlei Altersbeschwerden könne man ohnehin nichts tun. So finden sich viele mit der Altersdepression ab und unternehmen nichts, obwohl ihnen gut zu helfen wäre.

Die Wochenbettdepression

Viele Frauen leiden im Anschluss an die Geburt eines Kindes stark unter Depressionen. Die Ursachen für Wochenbettdepressionen sind vielfältig. Der wichtigste Auslöser ist die massive hormonelle Umstellung des Organismus nach der Geburt des Kindes. Aber auch persönliche Veranlagung spielt eine Rolle. Ebenso können sich psychischer oder körperlicher Stress verhängnisvoll auswirken. Junge Mütter leiden oft unter der Angst, sie könnten die auf sie zukommende extrem große Verantwortung nicht tragen und das Kind nicht ausreichend versorgen. Manche befürchten, die Beziehung zu ihrem Lebenspartner könne durch das Kind negativ beeinflusst werden. Schuldgefühle begünstigen die Depression.

Mit gut gemeinten Ratschlägen von Angehörigen ist hier nicht zu helfen. Denn Ratschläge sind immer auch Schläge. Manchmal treten Wochenbettdepressionen nur für kurze Zeit auf. Sie können aber auch über Monate andauern. In jedem Fall sind sie sehr ernst zu nehmen.

Der „Herbstblues"

Schon die alten Griechen wussten, dass Stimmung und Aktivität jahreszeitlichen Schwankungen unterliegen. Bei der Herbst- und Winterdepression leiden die Betroffenen unter Stimmungsschwankungen, schlechter Laune, verminderter Tatkraft, starker Müdigkeit und hohem Schlafbedürfnis in den Herbst- und Wintermonaten. Diese Form der Depression gibt es vor allem in den skandinavischen Ländern, in denen die Sonne während der Wintermonate kaum zu sehen ist. Verbunden ist sie meist mit gesteigertem Appetit und Gewichtszunahme.

Eine wissenschaftliche Erklärung für das Auftreten der saisonal bedingten Depression gibt es erst in Ansätzen. Experten gehen davon aus, dass bei den Betroffenen der Tag-Nacht-Rhythmus infolge veränderter Melatoninproduktion gestört ist; diese hängt davon ab, dass dem Organismus genügend Sonnenlicht zur Verfügung steht.

Unterschiedliche Ursachen

Depression kann vielerlei Ursachen haben. Eine über Jahre andauernde Überforderung im Beruf, ständiges Arbeiten bis an die Grenzen der eigenen Leistungsfähigkeit – solche Faktoren können zu Erschöpfungszuständen und in der Folge zu Depressionen führen. Rund 40 Prozent aller Angestellten leiden unter Stress. Das Lebenstempo hat sich in den vergangenen 200 Jahren verdoppelt. Aus dem Gefühl heraus, etwas Entscheidendes im Leben zu verpassen, versuchen viele Menschen, zwei Leben in eins zu packen – mit dem Ergebnis, dass Gehirn und Seele schließlich in Streik treten und die Depression sie zu langsamerem Tempo zwingt.

Auch ständige Probleme in der Partnerschaft gelten als Auslöser dieser Krankheit. Auf der anderen Seite treten depressive Zustände auch als Folge zu *geringer* Belastung bei Menschen auf, deren Leben von körperlicher und geistiger Untätigkeit bestimmt ist. Das trifft vor allem für ältere Menschen zu, wenn nach einem erfüllten Arbeitsleben der Ruhestand beginnt. Menschen in der zweiten Lebenshälfte leiden oft unter Orientierungslosigkeit und unter dem Gefühl, überflüssig zu sein.

Für Depressionen gibt es viele mögliche Ursachen. Sie reichen von genetischen Dispositionen über das soziale Umfeld, die persönliche Lebensgeschichte bis hin zur augenblicklichen

Lebenssituation. Schicksalhafte Ereignisse sind schmerzliche Erfahrungen, beispielsweise enttäuschte Liebe, Partnerschaftsprobleme, der Tod eines geliebten Menschen, der Verlust des Berufs, Kränkungen oder Zurücksetzungen ganz allgemein. Aber auch Herz-Kreislauf-Erkrankungen, Schilddrüsenleiden, Multiple Sklerose oder chronische Schmerzen können Auslöser einer Depression sein. Häufig führen auch körperliche Behinderungen nach einem Unfall oder hormonelle Umstellungen in den verschiedenen Lebensphasen zu Depressionen, vor allem in der Pubertät oder in den Wechseljahren. Medikamente können Depressionen auslösen, beispielsweise Mittel gegen zu hohen Blutdruck oder Migräne. Dasselbe gilt für Schadstoffe aus Nahrung und Umwelt und für Elektrosmog. In manchen Familien treten Depressionen gleich bei mehreren Personen auf. Bei ihnen kann eine erbliche Veranlagung vorliegen.

Forschungsergebnisse aus neuerer Zeit legen den Verdacht nahe, dass sogar Belastungen im Zusammenhang mit der Ernährung Depressionen auslösen. Nahrungsmittelallergien, Unverträglichkeiten (etwa von Weizen bzw. Gluten), Mangel an essenziellen Fettsäuren, Vitaminen, Mineralien oder Spurenelementen begünstigen das Entstehen von Depressionen. Diese Zusammenhänge hat man erst spät erkannt, weil die Ärzte bei Patienten mit psychischen Erkrankungen bisher kaum auf die Idee kamen, biochemische Untersuchungen durchzuführen.

Elektrosmog durch hochfrequente und niederfrequente Strahlenbelastungen spielt eine immer stärkere Rolle bei der Entstehung von Depressionen. Der überall, bei der Arbeit und im Privatleben, flächendeckend verbreitete Einsatz von Mobiltelefonen und schnurlosen Telefonen stört das Zusammenspiel der menschlichen Nervenzellen empfindlich. Dass dieser „elektronische Müll", dieses Netz von Strahlen und Spannungsfeldern, das uns in unserem gesamten Lebensraum unausweichlich umgibt, unschädlich sein soll, versucht uns die Industrie vergeblich weiszumachen. (Mehr Einzelheiten über die krankheitsverursachende Wirkung von Umwelteinflüssen finden Sie in Teil 3 dieses Buches.)

Typische Symptome und Beschwerden

Der bekannte Ganzheitsmediziner und Psychotherapeut Dr. Rüdiger Dahlke hält drei Fragen für entscheidend, wenn es darum geht, über unsere Grundbefindlichkeit Auskunft zu geben. Wer diese Fragen vorbehaltlos mit „ja" beantworten kann, der erfüllt die Voraussetzungen für ein glückliches Leben, in dem es wahrscheinlich kaum Nährboden für Depressionen gibt. Die Fragen lauten:

1. Lebe ich mit dem Menschen zusammen, den ich liebe?
2. Übe ich den Beruf aus, den ich liebe?
3. Lebe ich an einem Ort, den ich liebe? [31]

Woran aber erkennt man vor diesem Hintergrund, wann jemand unter einer Depression leidet?

Nicht jedes Stimmungstief ist gleich eine Depression. Jeder fällt im Laufe seines Lebens mitunter in ein „Loch". Solche krisenhaften Stimmungstiefs gehören zum menschlichen Leben wie die wechselnden Wetterlagen in der Natur. Eine kurzfristige depressive Verstimmung ist nicht mit einer Depression gleichzusetzen. Symptome wie Müdigkeit, Lustlosigkeit, schlechte Laune oder Traurigkeit treten bei Frauen als Folge des hormonellen Wechselgeschehens, dem sie ausgesetzt sind, häufiger auf als bei Männern. Oft werden sie als Folge von Überarbeitung

abgetan und von den Betroffenen nicht ernst genommen. Häufig handelt es sich um Reaktionen auf
Überlastung, auf privaten oder beruflichen Stress
oder um Trauer. Durch Eigeninitiative, manchmal
mithilfe pflanzlicher Heilmittel, verschwinden solche Verstimmungen jedoch bald wieder.

Depressionen lassen sich manchmal nicht ganz
leicht erkennen. Mitunter tarnen sie sich und verstecken sich hinter allerlei anderen Krankheitsbildern. Von einer Depression spricht man im Allge-
meinen erst dann, wenn die Symptome länger als
sechs Monate ununterbrochen bestehen.

Zu den Anzeichen für das Vorliegen einer Depression zählen
vor allem die folgenden Merkmale:

> Depressionen verste-
> cken sich manchmal
> hinter anderen Krank-
> heitsbildern. Von
> einer Depression
> spricht man im
> Allgemeinen erst,
> wenn die Krankheits-
> symptome länger
> als sechs Monate
> ununterbrochen
> bestehen.

- Freudlosigkeit
- Traurigkeit
- Schlafstörungen
- Ständige Müdigkeit
- Unruhe oder Irritierbarkeit
- Verschlechterte Konzentrationsfähigkeit
- Schlechtes Erinnerungsvermögen
- Zwanghaftes Grübeln
- Pessimismus, Hoffnungslosigkeit
- Veränderter Appetit
- Suchtverhalten
- Selbstmordgedanken
- Kopfschmerzen, Verdauungsstörungen, Übelkeit

Stimmungstest: Ist Ihre Seele im Tief?

Mithilfe des nachfolgenden Tests können Sie feststellen, ob Sie unter einer Depression leiden und ob Sie deswegen ärztliche Hilfe in Anspruch nehmen sollten. An den folgenden Symptomen erkennen Sie, ob bei Ihnen eine depressive Verstimmung vorliegt: [32]

- Minderwertigkeitsgefühle
- Selbstzweifel
- Energielosigkeit
- Verlust des Selbstwertgefühls
- Appetitstörungen
- Angst vor Versagen
- Zukunftsängste
- Hoffnungslosigkeit
- Rückzug von sozialen Aktivitäten
- Reizbarkeit
- Antriebslosigkeit
- Unangemessene Schuldgefühle
- Konzentrations- und Gedächtnisstörungen
- Kein Interesse mehr an Tätigkeiten, die früher Freude bereitet haben
- Kein sexuelles Interesse mehr
- Grübeln über die Vergangenheit
- Fehlende Entscheidungsfreude
- Müdigkeit, Abgeschlagenheit
- Schlafstörungen, morgendliches Erwachen Stunden vor der eigentlichen Zeit
- Körperliche Inaktivität oder Überaktivität
- Selbstmordgedanken

Wenn Sie viele der hier genannten Symptome bei sich wahrnehmen, besteht die Möglichkeit, dass Sie unter einer Depression leiden. Sie sollten dann ärztliche Hilfe in Anspruch nehmen.

Die konventionellen Medikamente gegen Depression

Die konventionelle moderne Medizin hat gegen Depressionen und Schlafstörungen ein breites Spektrum pharmazeutischer Substanzen entwickelt.

Gegen Depressionen stehen ihr mehrere unterschiedlich wirkende Gruppen von Medikamenten zur Verfügung. Hier ein Überblick:

1. Die trizyklischen Antidepressiva gibt es etwa seit 1960. Ihre Wirkung ist breit und relativ ungezielt angelegt. Sie verhindert die Wiederaufnahme von Serotonin, Noradrenalin und Dopamin in die Nervenzellen. So bleiben diese Botenstoffe länger im Organismus verfügbar und können dort wirken. Die Konzentration der Botenstoffe wird bei dieser Medikamentengruppe hoch gehalten. Ihre Wirkung setzt frühestens nach drei Wochen ein. Doch es kommt zu vielen Nebenwirkungen, die meist schon nach kürzerer Zeit auftreten: Mundtrockenheit, Verdauungsstörungen, Gewichtszunahme oder -abnahme, Brechreiz, Müdigkeit, verschwommenes Sehen, Verwirrtheit, Mattigkeit, Harnverhalten, Impotenz, Veränderungen des Brustumfangs, Hodenschwellungen. In seltenen Fällen treten Ausschlag, Nesselfieber, Hautjucken und bei älteren Menschen Harninkontinenz auf. Mitunter kommt es auch zu Hepatitis, Gelbsucht und Herzrhythmusstörungen. Heute spielen die trizyklischen Antidepressiva in der Praxis keine große Rolle mehr. Die Ärzte setzen sie ein, wenn andere Medikamente versagen.

Ähnlich wirken auch die tetrazyklischen Antidepressiva. Sie erhöhen vor allem den Noradrenalinspiegel.

2. Selektive Serotonin-Wiederaufnahmehemmer, die Mittel der SSRI-Gruppe (vom englischen *Selective Serotonine Reuptake Inhibitor*), sind seit 1988 im Handel. Sie wirken ähnlich wie die trizyklischen Antidepressiva, hemmen aber nur die Wiederaufnahme von Serotonin. Außerdem vermuten Experten, dass sie das Bilden von Gamma-Aminobuttersäure (GABA) im Gehirn anregen, was ähnlich wie Alkohol stimmungsaufhellend wirkt.

Die Nebenwirkungen sind bei den SSRI weniger schwerwiegend als bei den trizyklischen Antidepressiva. Doch rund 20 Prozent der damit Behandelten klagen über Schwindel, Kopfschmerzen und Schlafstörungen. Auch Angst, Schläfrigkeit, Schwäche, Appetitlosigkeit, Mundtrockenheit, Nervosität, Muskelzittern, Magenschmerzen und Schwitzen treten auf. Manchmal kommt es zu Halsentzündungen, Impotenz, Muskelschmerzen, Hautausschlägen, Blähungen, Fieber und Herzklopfen.

Ähnlich wie für Serotonin gibt es auch für Noradrenalin Wiederaufnahmehemmer (NARI). Einige Medikamente hemmen gezielt die Wiederaufnahme von Serotonin *und* Noradrenalin (SNRI) zugleich.

3. Seit den 1950er-Jahren gibt es die sogenannten **MAO-Hemmer**. Sie hemmen ein Enzym mit dem Namen Monoaminooxidase, das für den Abbau der Botenstoffe (Neurotransmitter) im Gehirn sorgt. Die MAO-Hemmer halten die Konzentration der Botenstoffe Serotonin, Dopamin und Noradrenalin im Gehirn hoch.

Die Ärzte verordnen MAO-Hemmer vor allem bei schweren Depressionen und bei Panikattacken. Ihre Wirkung ist zwar recht gut. Aber leider haben auch sie bedenkliche Nebenwirkungen: Impotenz, Harnverhalten, Schlaflosigkeit, Kopfschmerzen, Angstgefühle, Müdigkeit, Benommenheit, Gewichtsprobleme. Schon durch den Verzehr von Lebensmitteln wie Käse und Wein können Probleme auftreten, ebenso durch Wechselwirkungen mit anderen Medikamenten.

4. Einen anderen Weg in ihrer Wirkung gehen **die atypischen Antidepressiva**. Sie hemmen nicht die Wiederaufnahme von Nervenbotenstoffen durch den Körper (in einer Art Recycling).

Ihre Wirkung beruht darauf, dass sie den Nervenzellen vortäuschen, es seien noch nicht genügend Botenstoffe vorhanden. So erhöht der Körper seine Produktion. Eine Stimmungsaufhellung tritt ein.

5. Die Benzodiazepine sind Beruhigungsmittel (Tranquilizer). Das bekannteste unter ihnen ist Valium. Sie erhöhen die Wirkung der Gamma-Aminobuttersäure (GABA). Ihre Wirkung ist leicht stimmungsaufhellend und angstlösend. Sie entspannen die Muskeln, beruhigen und fördern den Schlaf. Gefährlich an ihnen ist, dass sie sehr leicht zu Abhängigkeit (Sucht) führen. Als weitere Nebenwirkungen können auftreten: Verhaltensstörungen, Geistesstörungen, Erinnerungsprobleme, Verwirrtheit, Halluzinationen, starke Irritationen, Aggressivität, Schläfrigkeit, Schwindel, Koordinationsstörungen, verschwommenes Sehen, Brechreiz, Magenverstimmungen, Durchfall, Verstopfung, Kopfschmerzen und allergische Reaktionen.

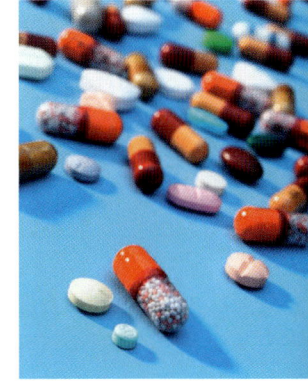

Ein Drittel aller Behandelten spricht auf die gängigen Antidepressiva überhaupt nicht an. Bei vielen Patienten wirken sie nur vorübergehend. 20 bis 30 Prozent aller Teilnehmer an Studien über die klassischen Antidepressiva brechen die Einnahme wegen der zu starken Nebenwirkungen ab.[33]

Diese Heilungsbemühungen unseres offiziellen Gesundheitssystems erinnern an einen Menschen, der *am Fuße* einer Klippe steht und darauf wartet, dass er denen helfen kann, die von der Klippe herabstürzen. Weit wichtiger wäre, im Vorfeld tätig zu werden, rechtzeitig vorzubeugen, zur Selbsthilfe zu befähigen, ehe der Ernstfall eintritt – damit Betroffene erst gar nicht von der Klippe stürzen.

Die wichtigsten Ergebnisse dieses Kapitels

- Nicht jedes Stimmungstief ist gleich eine behandlungsbedürftige Depression. Dauert das Tief über Monate an, so kann eine depressive Störung vorliegen.
- Unabhängig davon, ob diese Störung durch Demenz bedingt ist oder andere Ursachen hat, lohnt sich in leichteren bis mittelschweren Fällen der Einsatz von Griechischem Eisenkraut (*Sideritis scardica*).
- Auch Johanniskraut hilft oftmals und wird nicht nur in der Naturheilkunde, sondern auch von der Schulmedizin angewandt.
- Bei starken oder über Monate anhaltenden Depressionen ist ärztliche Hilfe in jedem Falle dringend anzuraten. Auf längere Sicht kann begleitend eine psychotherapeutische Behandlung hilfreich sein.

Schlafstörungen

Nicht jede Schlafstörung ist gleich behandlungsbedürftig. Die meisten Menschen haben irgendwann in ihrem Leben vorübergehend mit Schlafproblemen zu tun. Auslöser sind in der Regel typische Krisensituationen wie Tod eines nahestehenden Menschen, Partnertrennungen, familiäre Probleme, Schwierigkeiten am Arbeitsplatz oder Verlust der Arbeitsstelle. In solchen Situationen ist das Auftreten von Schlafstörungen beinahe als normal anzusehen.

Ungefähr bei jedem Zweiten in unserer Gesellschaft treten aber ernsthafte, wiederkehrende Schlafstörungen auf. Rund ein Fünftel der Bevölkerung leidet fast das ganze Leben hindurch unter Schlafstörungen.

Professor Jürgen Zulley, bekannter Psychologe und Schlafforscher an der Universität Regensburg, geht davon aus, dass jeder siebente Mensch in Deutschland behandlungsbedürftige Schlafstörungen hat. Aber längst nicht alle lassen sich deswegen vom Arzt behandeln. Bei Frauen scheinen Schlafstörungen weit häufiger aufzutreten als bei Männern. Ältere Menschen sind häufiger von ihnen betroffen als jüngere. Und Stadtbewohner leiden mehr unter Ein- und Durchschlafproblemen als Menschen auf dem Lande.

Nicht jede Schlafstörung ist behandlungsbedürftig. In Krisensituationen gilt das Auftreten von Schlafstörungen beinahe als normal.

In den ärztlichen Praxen zählen Schlafstörungen zu den am häufigsten genannten Beschwerden. Nur selten benennen die Patientinnen und Patienten sie aber als *Anlass* für ihren Arztbesuch; meist klagen sie darüber in Zusammenhang mit anderen Beschwerden wie Erschöpfung, Müdigkeit und depressive Verstimmung.

Eine der weltweit größten Untersuchungen über Schlafstörungen ergab, dass fast jeder zweite Patient in deutschen

Hausarztpraxen unter Schlafstörungen leidet. In Deutschland hat ein Expertenteam um Professor Hans-Ulrich Wittchen von der Technischen Universität Dresden in Zusammenarbeit mit dem Münchner Max-Planck-Institut für Psychiatrie in 539 Arztpraxen mehr als 20 000 Patienten befragt. Das Ergebnis: 12,3 Prozent von ihnen kamen wegen Schlafstörungen zu ihrem Arzt. Überraschend war dabei die große Zahl von relativ jungen Patienten.

Schlafstörungen treten in sehr vielen unterschiedlichen Formen auf. Vereinfacht gesehen unterscheidet man zwischen Einschlaf- und Durchschlafstörungen. Aber es gibt auch Varianten, zum Beispiel zu frühes Erwachen.

Wann man etwas gegen Schlafprobleme tun sollte

Die WHO spricht von einer behandlungsbedürftigen Schlafstörung, wenn folgende Merkmale vorliegen:

- Der/die Betroffene klagt über Einschlafstörungen oder über schlechte Schlafqualität.
- Die Schlafstörungen bestehen seit mindestens einem Monat.
- Sie treten wenigstens in drei Nächten pro Woche auf.
- Der/die Betroffene fühlt sich beeinträchtigt und befürchtet negative Folgen.
- Die Schlafstörung bereitet Leidensdruck.
- Sie wirkt sich störend auf die soziale und berufliche Leistungsfähigkeit aus.

Manche Menschen schlafen zwar abends mühelos ein. Aber nachts wachen sie auf und können nicht wieder einschlafen. Sie liegen dann stundenlang wach und fühlen sich am Morgen völlig erschöpft. Hinter solchen Schlafstörungen kann sich eine Depression verbergen. Behandelt werden muss dann nicht die Schlafstörung, sondern die Depression.

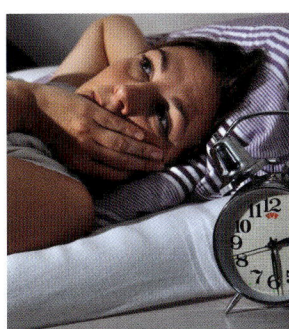

Der Griff zu Schlaftabletten sollte immer eine Ausnahme bleiben. Synthetische Schlafmittel, die sogenannten Barbiturate, dürfen nicht über einen längeren Zeitraum eingenommen werden. Denn die Gefahr einer Abhängigkeit ist sehr groß. Außerdem können nach dem plötzlichen Absetzen des Medikaments die Schlafstörungen noch stärker auftreten als zuvor.

Mögliche Ursachen für Schlafstörungen

Die Ursachen für Schlafstörungen sind vielfältig. Häufig liegen sie in *seelischen Problemen*. Alles, was die Seele aus dem Gleichgewicht bringt, kann zu Schlafstörungen führen. Dazu gehört Stress durch zu hohe Anforderungen beruflicher oder familiärer Art, durch Mobbing, fehlende Anerkennung, Ärger, Aufregung. Selbst Einsamkeit kann zu Stress und zu Schlafproblemen führen. In der Nacht melden sich oft unerledigte Probleme des Tages wieder. Sie erscheinen uns dann dringlicher und manchmal unüberwindbar.

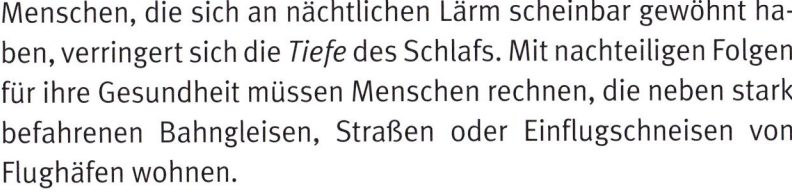

Untersuchungen beweisen eindeutig, dass *Lärm* die Schlafqualität deutlich beeinträchtigt. Selbst bei Menschen, die sich an nächtlichen Lärm scheinbar gewöhnt haben, verringert sich die *Tiefe* des Schlafs. Mit nachteiligen Folgen für ihre Gesundheit müssen Menschen rechnen, die neben stark befahrenen Bahngleisen, Straßen oder Einflugschneisen von Flughäfen wohnen.

Wie störender Lärm kann übrigens auch das Schnarchen des Partners wirken. *Licht* stört den Schlaf ebenfalls häufig. Denn es dringt selbst bei geschlossenen Augen durch die Augenlider.

Koffeinhaltige Getränke, Arzneimittel, Appetitzügler, blutdrucksenkende Mittel, Antidepressiva und Medikamente gegen Migräne können belebend wirken. Sie sollten daher möglichst nicht kurz vor dem Schlafengehen eingenommen werden.

Alkohol macht zwar zunächst müde. Später aber beeinträchtigt er die Schlafqualität deutlich. Der Körper wird belastet, wenn er während des Schlafs beträchtliche Mengen Alkohol abbauen muss. Die Folge ist, dass man schon nach kurzer Zeit wieder wach wird und sich dann schlaflos herumwälzt. Alkohol wirkt außerdem als Nervengift und unterdrückt die für die Erholung des Körpers notwendigen Tiefschlafphasen.

Organische Erkrankungen wie Schilddrüsenüberfunktion, Rückenprobleme, Migräne, Herzerkrankungen und Schmerzen jeder Art können ebenfalls Schlafprobleme mit sich bringen.

Schlafstörungen treten aber auch als Symptome *psychischer Erkrankungen* auf, zum Beispiel bei Demenz, Depressionen oder Angststörungen.

Stimmt die *Temperatur* im Schlafzimmer? Sie sollte zwischen 14 und 18 Grad liegen. Auch durchgelegene oder zu weiche Matratzen und zu schwere Bettdecken können dazu führen, dass man schlecht schläft.

Umweltgifte aus Lacken, Spanplatten, Teppichen, Farben und Dämmstoffen verursachen neben Allergien auch Schlafstörungen und Depressionen. Ähnliches gilt für *Elektrosmog*.

Wie viel Schlaf braucht der Mensch?

Das Schlafbedürfnis ist bei den einzelnen Menschen sehr unterschiedlich ausgeprägt. Sechs bis acht Stunden gelten als normal. Manche kommen aber mühelos mit nur fünf Stunden aus, auch über längere Zeiträume ihres Lebens. Andere wieder brauchen zehn Stunden nächtliche Auszeit, um sich am Morgen frisch und wohlzufühlen. Kinder brauchen mehr Schlaf als Erwachsene. Ob der Schlafbedarf im Alter zurückgeht, lässt sich so allgemein nicht eindeutig sagen. Deshalb ist es schwer möglich, allein aufgrund der Schlafzeit auf ein Schlafdefizit oder gar auf eine Schlafstörung zu schließen.

Wichtiger ist, über einen längeren Zeitraum zu beobachten, ob Sie sich tagsüber unausgeschlafen, abgeschlagen und müde fühlen. Darin können Hinweise auf zu wenig oder qualitativ nicht ausreichenden Schlaf liegen. Schon dann, wenn wir mehrere Nächte lang nur eine Stunde weniger als sonst schlafen, wirkt sich das negativ auf unsere Gesundheit aus. Aber auch zu viel Schlaf ist keineswegs optimal. Denn dann leidet die Schlafqualität. Wir wachen häufiger in der Nacht auf und können dann oft nur schwer wieder einschlafen.

Das Griechische Eisenkraut kann gezielt dazu eingesetzt werden, Körper und Seele bei Schlafstörungen wieder ins Gleichgewicht zu bringen.

Zusammenfassend lässt sich feststellen: Das Griechische Eisenkraut kann als gezielt wirkendes Mittel aus der Naturheilkunde helfen, Körper und Seele bei Schlafstörungen wieder ins Gleichgewicht zu bringen. Bei der Anwendung dieses Mittels brauchen Sie weder Abhängigkeit noch irgendwelche Nebenwirkungen zu befürchten.

Das Burn-out-Syndrom

Symptome

Menschen mit Burn-out-Syndrom leiden meist unter körperlicher und seelischer Erschöpfung. Sie haben Mühe, sich zu konzentrieren, und ermüden schnell. Sie fühlen sich lustlos und niedergeschlagen, minderwertig und von Selbstzweifeln geplagt. Zu einer nervösen Erschöpfung kommen oft körperliche Beschwerden hinzu, zum Beispiel Kopfschmerzen, Verdauungsstörungen oder Übelkeit. Die Arbeit geht den Betroffenen nur noch schwer von der Hand. Vorgesetzte verstehen das häufig als Interesselosigkeit und reagieren mit Abmahnungen oder Kündigung. Auch das Privatleben leidet. Familie und Freunde werden vernachlässigt. Um einschneidende Folgen zu verhindern, sollte man das Burn-out-Syndrom möglichst schon im Anfangsstadium bekämpfen.

> Burn-out ist keine moderne „Erfindung", sondern eher Symptom einer aus den Fugen geratenen Lebensführung mit viel zu hohen Leistungsanforderungen.

Burn-out ist eine Erkrankung, die in letzter Zeit gehäuft auftritt, selbst bei Spitzensportlern, Trainern und Stars. Sie ist keine moderne Erfindung, sondern eher Symptom einer aus den Fugen geratenen Lebensführung mit ihren unglaublich hohen Leistungsanforderungen.

Test: Leiden Sie vielleicht an Burn-out?

Jeder ist mal erschöpft von der Arbeit. Aber das sollte kein Dauerzustand sein. Anhand eines kleinen Tests können Sie selbst Ihr persönliches Burn-out-Risiko bestimmen. Beantworten Sie einfach die nachfolgenden 12 Fragen, spontan und ohne lange zu überlegen! (Achtung: Dieser Test ist jedoch kein sicheres Diagnoseinstrument, er gibt nur Anhaltspunkte zur Einschätzung Ihres Burn-out-Risikos.)

- Wächst Ihnen in letzter Zeit die Arbeit öfter über den Kopf?
- Brauchen Sie abends länger, um abzuschalten?
- Haben Sie an Ihrer Arbeit noch genauso viel Freude wie früher?
- Fühlen Sie sich öfter innerlich leer?
- Fühlen Sie sich oft zu erschöpft für Freizeitaktivitäten?
- Leiden Sie in den letzten Monaten unter chronischen Rücken-schmerzen, Kopfschmerzen, Schweißausbrüchen, Schlafstö-rungen oder Verdauungsproblemen?
- Ziehen Sie sich zunehmend aus Ihrem Freundeskreis zurück?
- Greifen Sie in letzter Zeit häufiger zu Alkohol?
- Haben Sie öfter das Gefühl, jede Pause sei nur verschwen-dete Zeit, die Ihnen am Ende des Arbeitstages fehlt?
- Spüren Sie Rückhalt bei Ihrem Partner oder bei Ihren Freun-den?
- Sind Sie öfter gereizt als früher?
- Haben Sie das Gefühl, dass Ihre Arbeit nicht genug wertgeschätzt wird?
- Machen Sie häufiger Flüchtigkeitsfehler als früher?
- Lässt Ihre Kreativität nach?

Je mehr dieser Fragen Sie mit ja beantwortet haben, um so höher ist die Wahrscheinlichkeit, dass bei Ihnen Burn-out auf-treten könnte. Gibt es Dinge in Ihrer Lebensweise, die Sie ändern könnten? Nehmen Sie nötigenfalls Hilfe von Experten in-Anspruch! Und wenden Sie das Griechische Eisenkraut an! Wahrscheinlich werden Sie sich schnell besser fühlen.

Das Zappelphilipp-Syndrom (ADHS)

ADHS (Aufmerksamkeitsdefizit-Hyperaktivitäts-Störung) gehört zu den häufigsten psychischen Störungen bei Kindern und Jugendlichen. Jungen sind von dieser Krankheit rund sechs Mal häufiger betroffen als Mädchen.

Die Aufmerksamkeits-defizit-Hyperaktivitäts-Störung (ADHS) zählt zu den häufigsten psychischen Störungen bei Kindern und Jugendlichen. Als Hauptursache gilt eine neurobiologische Funktionsstörung im Gehirn.

Keinesfalls handelt es sich bei ADHS um eine aktuelle Modekrankheit oder um eine Auswirkung falscher Erziehung. Ursache ist eine neurobiologische Funktionsstörung im Gehirn. Ihre Hauptmerkmale sind: gestörte Aufmerksamkeit, Impuls- und Wahrnehmungsdefizite und ein übersteigerter Bewegungsdrang (Hyperaktivität).

Eine erste Beschreibung der Krankheit aus dem Jahr 1845 stammt von dem Frankfurter Arzt Dr. Heinrich Hoffmann in seinem weltberühmten Kinderbuch „Struwwelpeter". Darin steht die bekannte Geschichte vom Zappelphilipp, der nicht still sitzen kann, mit seinem Stuhl umfällt, das Tischtuch und alles Geschirr mit sich reißt und so fortgesetztes Chaos auslöst. Daraus entstand der erste Kinderbuch-Dauerbestseller, weil Dr. Hoffmann ein Weihnachtsgeschenk für seinen dreijährigen Sohn suchte und nichts Geeignetes fand. Also setzte er sich selbst hin und schrieb – mit weit über seine Lebenszeit hinaus fortdauerndem Erfolg.

Bei den Kindern von heute wird ADHS oft erst im Kindergarten- oder im Schulalter richtig wahrgenommen. In einigen Fällen kommt es erst viel später oder sogar nie zu einer klaren Diagnose.

Schon im Säuglingsalter empfinden die Eltern ihre ADHS-Kinder als schwierig. Häufig sind sie „Schreibabys". Ihr Schwierigsein zieht sich oft über die Lebensjahre bis ins Erwachsenenalter hin. Eine frühzeitige Abklärung hilft den Kindern selbst, aber auch den Eltern oder Betreuern, ein möglichst normales Leben zu führen.

Ursachen

Hyperaktivität und fehlende Aufmerksamkeit kann man nicht auf eine einzige Ursache zurückführen. Es handelt sich um ein komplexes Zusammenwirken verschiedener Faktoren. Dabei spielen neurobiologische Disharmonien ebenso eine Rolle wie Stoffwechsel- und Funktionsstörungen.

Psychosoziale Einflüsse lassen sich als alleinige Ursache bei ADHS ausschließen. Negative Erfahrungen in der Kindheit und traumatische Verletzungen können aber den Schweregrad und den Verlauf der Krankheit beeinflussen.

Experten nehmen eine fehlerhafte Informationsverarbeitung zwischen bestimmten Hirnabschnitten, die für die Wahrnehmung und die Impulskontrolle zuständig sind, als Hauptursache der Erkrankung an. Dabei kommt es zu Störungen bei der Signal-übertragung zwischen den Nervenzellen. Die Störung wird verursacht durch ein Ungleichgewicht der Botenstoffe (Neurotransmitter) in diesen Hirnregionen.

Risikofaktoren

Erbliche Vorbelastungen spielen eine Rolle, auch Hochbegabung oder *verminderte* Intelligenz. Ebenso kann es zu Wechselwirkungen mit anderen Krankheiten und dabei eingesetzten Medikamenten kommen.

Risikofaktoren sind auch Nikotin-, Alkohol- und Drogenmissbrauch während der Schwangerschaft und Sauerstoffmangel während der Geburt.

Schwierige Familienverhältnisse wie häufiger Streit der Eltern, Trennung oder Todesfälle können ADHS verschlimmern; ebenso psychische Krankheiten in der Familie oder Erziehungsmängel (wie Inkonsequenz, fehlende Struktur, häufiges Kritisieren und unverhältnismäßig harte Bestrafungen).

Symptome

Die drei Hauptsymptome der Krankheit sind:

- Aufmerksamkeitsstörungen (starke Ablenkbarkeit),
- mangelnde Impulskontrolle,
- übersteigerte Aktivität.

Aufmerksamkeitsstörungen zeigen sich in allen Lebensbereichen durch starke Ablenkbarkeit, mangelnde Konzentration, viele Flüchtigkeitsfehler und fehlende Geduld (etwa beim Basteln, Spielen und ähnlichen Tätigkeiten).

Mangelnde Impulskontrolle (übermäßige Impulsivität) zeigt sich in folgenden Verhaltenweisen: Handeln, ohne vorher nachzudenken; große Ungeduld; häufiges Hineinreden in ein Gespräch; lautes und unkontrolliertes Reden; unstetes Wechseln der Themen; schlechtes Einfügen in Gruppen, Stören von familiären oder schulischen Abläufen ... Das Kind „muss" immer auffallen, laut werden und Gespräche anderer ständig unterbrechen. ADHS-Kinder fühlen sich sehr schnell bedroht und reagieren entsprechend häufig aggressiv. Heftige Stimmungsschwankungen treten auf, auch hohe Reizbarkeit und Neigung zu Wutausbrüchen. Die Frustrationstoleranz ist sehr gering. Die Reaktionen auf geringfügige Kritik oder belanglose Vorfälle sind viel zu heftig.

Übersteigerte Aktivität zeigt sich durch extrem starken Bewegungsdrang, Fuchteln mit Händen und Füßen und die Unfähigkeit, ruhig sitzen zu bleiben. Die Kinder sind ständig in Aktion, haben Schwierigkeiten, Stille auszuhalten. Ihr Tun und ihre Spiele sind meist sehr laut.

Bei rund einem Drittel der von ADHS Betroffenen treten neben diesen Symptomen noch weitere Begleiterscheinungen auf, zum Beispiel Beziehungsunfähigkeit, mangelndes Selbstbewusstsein („Das schaffe ich nicht!"), motorische und sprachliche Schwierigkeiten, das Sehen und Hören betreffende Wahrnehmungsstörungen, Entwicklungs- und Leistungsdefizite, Lernbehinderungen, Tics (unwillkürliche Muskelzuckungen, oft in Gesicht, Schulter oder Arm), depressive Stimmungen, Angststörungen oder extremes Trotzverhalten.

Therapiemöglichkeiten

Die Diagnose, ob tatsächlich ADHS vorliegt oder ob sich hinter den Symptomen Erziehungsschwierigkeiten verbergen, ist nicht immer ganz einfach. Erfahrene Experten sind hier gefragt.

Psychotherapeutische Maßnahmen schaffen oftmals Erleichterung für die Kranken und ihre Bezugspersonen in Familie und Schule.

Die konventionelle Medizin setzt bei ADHS häufig Medikamente ein. Dabei handelt es sich nicht, wie man leicht annehmen könnte, um Beruhigungsmittel, sondern im Gegenteil um chemische Substanzen, die die Aktivität fördern. Methylphenidat (wie etwa *Ritalin* es enthält) ist ein die Psyche anregendes Mittel aus der Gruppe der Amphetamine. Es setzt die Botenstoffe Dopamin und Noradrenalin im Gehirn frei. Bei ADHS-Kindern sind zu wenig Botenstoffe aktiv. Daher findet der Informationsfluss zwischen den Zellen bei ihnen nur noch eingeschränkt statt. Stehen durch das Medikament mehr Botenstoffe zur Verfügung, so funktioniert auch die Nachrichtenübermittlung im Gehirn wieder besser.

Zwar ermöglichen solche Medikamente den ADHS-Kindern ein einigermaßen normales Leben; manchmal schaffen sie auch

> Bei Kindern mit Zappelphilipp-Syndrom (ADHS) sind zu wenig Botenstoffe im Gehirn aktiv. Der Informationsfluss zwischen den Nervenzellen findet bei ihnen nur noch eingeschränkt statt.

erst die Voraussetzungen für den Beginn einer Psychotherapie. Dennoch ist die Behandlung mit so starken Mitteln gerade für den noch jugendlichen Organismus problematisch. Der Wirkstoff fällt unter das Betäubungsmittelgesetz. Die Ärzte dürfen ihn nur für einen begrenzten Zeitraum und nur auf einem speziellen Rezeptformular verschreiben. Experten warnen davor, Vorschulkinder mit ADHS unkontrolliert medikamentös zu behandeln, weil bei ihnen meist eine Dauerbehandlung notwendig ist. Deshalb lohnt sich bei ADHS-Kindern in jedem Falle zunächst eine „Kurbehandlung" mit Griechischem Eisenkraut als Alternative.

Angststörungen

Angst gehört zu unserem Leben. Sie warnt uns vor Gefahr und hat damit eine für das Überleben wichtige Schutzfunktion. Doch manchmal verliert die Angst den Bezug zu dem Gefahr signalisierenden Gegenstand. Sie tritt in verfremdeter Form am falschen Ort auf, versteckt sich hinter anderen Begleitsymptomen oder verallgemeinert (generalisiert) sich, indem sie sich auf andere, ursprünglich nicht angstbesetzte Situationen ausweitet. Sie nimmt dann immer mehr Raum im Leben der Betroffenen ein. Wo sich die Angst festsetzt, dort ist kein Raum mehr für ruhige Gelassenheit und für Entspannung, die wir alle so dringend benötigen, um uns von all der Hektik, die uns Tag für Tag umgibt, zu erholen.

Sammelbegriff für unterschiedliche Erkrankungen
Der Begriff der „Angststörungen" ist eine Sammelbezeichnung, unter der man ganz verschiedene Angsterkrankungen zusammenfasst. Allen gemeinsam ist: Die Betroffenen leiden unter

übermäßigen Ängsten in Situationen, in denen andere Menschen für gewöhnlich gar keine oder kaum Angst empfinden. Dabei erkennen die von der Störung betroffenen Menschen oft – zumindest zeitweise – selbst, dass ihre Angst übermäßig oder unbegründet ist. Aber meist empfinden sie die Angst gar nicht als ihr eigentliches Symptom. Stattdessen klagen sie etwa über körperliche Beschwerden wie Schwindel, Herzrasen, Zittern, Magen- und Darmprobleme oder verminderte Belastbarkeit.

> Bei Angststörungen leiden die Betroffenen unter übermäßigen Ängsten in Situationen, in denen andere Menschen gar keine oder kaum Angst empfinden.

Die Abgrenzung zwischen „normaler" und krankhaft gesteigerter Angst ist nicht ganz einfach zu treffen. Sie erfordert Expertenwissen und sichere Diagnosefähigkeit. Zu den Angststörungen gehören vor allem *Phobien*, *Panikattacken* und *generalisierte Angsterkrankungen*.

Phobien zeigen sich in sehr unterschiedlicher Weise: als Furcht vor Reisen, vor Menschenmengen oder öffentlichen Plätzen, aber auch als Furcht vor sozialen Situationen, bei denen die Gefahr besteht, im Blickpunkt der Aufmerksamkeit zu stehen. Weit verbreitet sind Tierphobien, zum Beispiel Furcht vor Spinnen, Insekten, Hunden. Phobien treten auch in Form von Flugangst, Höhenangst oder als Furcht vor Tunneln, Aufzügen oder Naturerscheinungen (wie Blitz, Donner, Dunkelheit, Wasser, Wald, Feuer) auf. Phobien zeigen sich oft schon beim Anblick von Blut, Spritzen oder Verletzungen.

Panikattacken sind Angstzustände, die spontan auftreten. Sie beziehen sich nicht auf ein bestimmtes Objekt oder auf eine bestimmte Situation. Sie beginnen plötzlich und unvorhersehbar, erreichen innerhalb weniger Minuten einen Höhepunkt und dauern dann noch mindestens einige Minuten, oft aber auch Stunden an. Die Betroffenen leiden unter schweren Angst- bzw. Panikzuständen, häufig verbunden mit plötzlichem Herzklopfen,

Herzrasen oder unregelmäßigem Puls. Oft treten auch Brustschmerzen, Erstickungsgefühle, Zittern oder Schwitzen auf. Die Betroffenen empfinden Todesängste. Sie befürchten zum Beispiel einen Herzstillstand oder Herzinfarkt oder sie leiden unter der Angst, verrückt zu werden. Da diese Situationen immer wieder plötzlich und unvorhersehbar auftreten, entwickelt sich oftmals eine Angst vor der Angst. Typisch für Panikattacken ist, dass die Betroffenen den Zusammenhang zwischen den auftretenden körperlichen Symptomen und ihrer Angst meist nicht erkennen und die Symptome deshalb falsch interpretieren.

Generalisierte Angsterkrankungen beschränken sich ebenfalls nicht auf bestimmte Situationen. Die Betroffenen sind oft nicht in der Lage zu erklären, wovor sie Angst haben. Sie leiden beispielsweise unter der starken Furcht, sie oder ihre Angehörigen könnten erkranken oder einen Unfall erleiden. Dabei treten meist folgende Symptome auf: Zittern, Nervosität, Muskelspannung, Schwitzen, Benommenheit, Herzklopfen, krankhaft verstärktes Atmen, Schluckbeschwerden, Schwindelgefühle, Beschwerden im Oberbauch, Ruhelosigkeit, Konzentrationsstörungen, Reizbarkeit und Einschlafstörungen, bedingt durch die ständige Angst und Besorgnis.

Zu den typischen Angstsymptomen können manchmal auch Anzeichen von Depression hinzukommen. Man fühlt sich schlecht, denn anfangs kann einem oft kein Arzt helfen, weil er ja keine körperlichen Anzeichen einer Krankheit findet. Auch das Empfinden, durch die Angst in der eigenen Leistungsfähigkeit eingeschränkt und nicht mehr belastbar zu sein, führt häufig dazu, dass sich die Betroffenen minderwertig und schwach fühlen. Vielfach schämen sie sich, nicht „voll zu funktionieren".

Häufigkeit

Angsterkrankungen sind weit verbreitet. Nach einer Studie der Weltgesundheitsorganisation (WHO) von 1996 litten rund 8,5 Prozent aller Patienten von Allgemeinmedizinern in Deutschland an einer Angststörung. Bei 2,5 Prozent bestand eine Panikstörung. Frauen erkrankten daran doppelt so häufig wie Männer. Menschen mit Panikstörungen leiden häufig zusätzlich noch unter Phobien. In den USA hatten nach einer Erhebung fast 20 Prozent aller Patienten, die ein allgemeinmedizinisches Krankenhaus aufsuchten, eine Angsterkrankung.

> Rund 8,5 Prozent aller Patienten von Allgemeinmedizinern in Deutschland leiden an einer Angststörung. Frauen erkranken daran doppelt so häufig wie Männer.

Ursachen

Wie die meisten psychischen Störungen lassen sich Panikattacken, Phobien und andere Angsterkrankungen nicht auf eine einzelne Ursache zurückführen; ein ganzes Bündel von Ursachen ist für das Entstehen der Krankheit verantwortlich. Einen Überblick über wichtige Ursachen erhalten Sie in Teil 3 dieses Buches. Experten gehen heute von einer Vielzahl verursachender Faktoren aus, die erst durch ihr Zusammenwirken den Ausbruch der Angststörung auslösen. Zur Erklärung des Krankheitsbildes tragen mehrere unterschiedliche Modelle bei – jeweils aus dem Blickwinkel ihrer Wissenschaft. Sie reichen von der Neurobiologie und der Psychoanalyse über medikamentöse Behandlung bis hin zu lerntheoretischen Ansätzen.

Therapiemöglichkeiten

Angststörungen können sich aus einer „ganz normalen" Schüchternheit entwickeln. Sie neigen dazu, chronisch zu werden, wenn keine Behandlung erfolgt. Grundsätzlich gilt: Je früher die Behandlung beginnt, um so besser ist der Erfolg.

Manchmal verlieren sich Angststörungen im Laufe des Lebens von selbst, ohne Behandlung.

Die Therapien von Angststörungen unterscheiden sich stark voneinander. Angewendet werden in erster Linie Entspannungsmethoden, Psychotherapie und medikamentöse Behandlung. Zu den am besten geeigneten Entspannungsmethoden zählen Autogenes Training, Progressive Muskelentspannung, Biofeedback- und Hypnosetherapie. In der Psychotherapie lassen sich gute Erfolge durch gezieltes Konfrontieren mit dem Angst auslösenden Reiz erreichen. In der Verhaltenstherapie führt eine „Neubewertung" der Angst auslösenden Situation durch die Patienten vielfach zum Erfolg. Bei medikamentöser Behandlung finden unter anderem Serotonin-Noradrenalin-Wiederaufnahmehemmer (SNRI), Antidepressiva (MAO-Hemmer), angstlösende Medikamente (Buspiron) und für kurze Zeit auch starke Beruhigungsmittel (Benzodiazepine) Anwendung. Bei vielen von ihnen müssen häufig jedoch Nebenwirkungen und die Gefahr der Abhängigkeit in Kauf genommen werden.[34]

Häufig lassen sich Angstsymptome auch mit körperlichem Training eindämmen, beispielsweise durch Laufen oder Radfahren, am besten mindestens dreimal pro Woche, jeweils mit mehr als 30 Minuten Dauer.

Jede der beschriebenen Methoden kann erfolgreich sein, wenn sie für den jeweiligen Fall passt und der Arzt oder Psychotherapeut seine Methode sicher beherrscht.

Auch bei Angststörungen: Griechisches Eisenkraut

Im Zusammenhang mit der günstigen Wirkung des Griechischen Eisenkrauts bei Angststörungen interessiert hier besonders das Erklärungsmodell der Neurobiologie. Nach ihren Forschungsergebnissen spielt eine Störung der verschiedenen Botenstoffsysteme beim Entstehen von Angsterkrankungen eine entscheidende Rolle. Vor allem der Serotonin-Noradrenalin-Austausch zwischen den Nervenzellen steht dabei im Blickfeld der Neurobiologen.

Das Griechische Eisenkraut hat exakt die Eigenschaft, anregend und ausgleichend auf das Serotonin-Botenstoffsystem zu wirken, ohne dabei irgendwelche unerwünschten Nebenwirkungen nach sich zu ziehen. Deshalb lohnt sich bei sämtlichen Varianten von Angststörungen zunächst der Einsatz von Griechischem Eisenkraut. Er kann hier ausgleichend und heilend wirken, zumindest aber den Weg für eine psychotherapeutische Behandlung öffnen.

VAK vital

Teil 3:
Moderne Lebensbedingungen – Serotoninmangel – natürliche Heilmittel

In diesem Teil 3 des Buches betrachten wir diejenigen Lebensbedingungen, die nach bisherigem Wissensstand zumindest als Mitverursacher für Serotoninmangel-Erkrankungen infrage kommen. Naturgemäß kann diese Übersicht nicht vollständig sein. Außerdem spielen beim Entstehen von Serotoninstörungen oftmals auch *genetische* Einflüsse eine Rolle. Doch für *die* Lebensbereiche, die Sie selbst beeinflussen können, erhalten Sie hier Rat und Hilfe. Wir gehen auch der Frage nach, warum sich die Menschen heute verstärkt *natürlichen* Heilmethoden zuwenden. Und Sie bekommen Tipps für eine „serotoninfreundliche" Ernährungsweise, die Ihnen helfen kann, sich glücklich und gesund zu fühlen.

> Rund 80 Prozent aller chronischen Erkrankungen haben einen Bezug zu Umweltbelastungen.

Einzelnen Schadstoffen kann unser Organismus noch durch Anpassung begegnen. Doch wenn ihre Zahl sich vervielfacht, ist er irgendwann überfordert. Wie ein Fass, das plötzlich überläuft, reagiert er dann mit heftigen Alarmsignalen. Vorher schien noch alles in Ordnung zu sein, Krankheitssymptome waren nicht spürbar. Um so unbegreiflicher sind für die Betroffenen die unerwartet plötzlichen

Krankheitsreaktionen ihres Körpers. Experten der Alternativmedizin sprechen bei Demenzerkrankungen von „Giftmülldeponien" im Gehirn, wenn es um die Ursachen geht.

Unendlich viele chemische Substanzen, Hormone, Antibiotika, Rückstände von Medikamenten, Säuren und chemische Verbindungen, die in der Natur nicht vorkommen, gelangen über die Ausscheidungen der Menschen in die Kanalisation und schließlich ins Grundwasser. Sie finden sich inzwischen in Flüssen, Seen und Meeren. Hormonrückstände von Antibabypillen entdeckt man im Trinkwasser und im Grundwasser – selbst in der Antarktis. Antibiotika und Hormone gelangen auf dem Weg über die Nahrungskette in das Fleisch auf unserem Teller. Schwermetalle und Dioxin finden sich in Fischen wieder, ja auch in Gemüse und Salat. Diese unfreiwillige Hormon- und Giftzufuhr stört das Gleichgewicht der körperlichen und seelischen Funktionen in unserem Organismus empfindlich.

Elektrosmog

Wir sind in unserem Lebensraum immer mehr hoch- und niederfrequenten Strahlungen ausgesetzt. Der ständig zunehmende Elektrosmog – verursacht durch elektrischen Strom, Funk- und Fernsehwellen, Mobiltelefone, Satellitenfunk und sich ständig weiter ausbreitende Radarsysteme –, und die zunehmende Belastung durch erhöhte Radioaktivität – das alles beeinträchtigt unseren Organismus deutlich in seiner Abwehrfähigkeit.

Inzwischen gibt es mehrere wissenschaftliche Untersuchungen, die Krebserkrankungen gehäuft bei *den* Menschen gefunden haben, die in der Nähe von Hochspannungsleitungen oder von Elektroleitungen der Eisenbahnlinien wohnen. Gerichte haben solche Zusammenhänge in ihren Entscheidungen ebenfalls seit Langem anerkannt.[35]

Viele schnurlose Telefone strahlen vierundzwanzig Stunden am Tag, auch wenn man nicht telefoniert. Ihre hochfrequente Strahlung wirkt noch stärker störend auf unseren Organismus als die Mobilfunksender, die uns überall umgeben. Vor allem bei Kleinkindern, Kindern und Jugendlichen wirken Störungen durch elektromagnetische Strahlung verhängnisvoll, selbst wenn sich die Folgen erst Jahre später zeigen. Solche Probleme treten bei Telefonen mit Schnur nicht auf. Die Industrie beginnt zu reagieren: Neuerdings gibt es auch schnurlose Telefone, die ihre Strahlung selbst abschalten, wenn sie nicht benutzt werden.

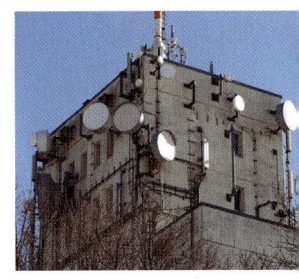

Radiowecker, Fernseher im Schlafzimmer und andere niederfrequente Stromquellen erhöhen den Elektrosmog, der uns ohnehin beinahe unausweichlich umgibt. Die hochfrequenten Strahlungen, die von Mikrowellengeräten ausgehen, wirken extrem störend auf unseren Organismus. Schon 1980 stellte das Deutsche Bundesamt für Strahlenschutz fest, dass durch Mikrowellen die Enzyme und enzymatischen Prozesse verändert, die Hormone der Schilddrüse und der Nebennierenrinde negativ beeinflusst sowie Zusammensetzung, Funktion und Konzentration von Blutbestandteilen verändert werden.

Schwermetallbelastungen

Die Zunahme chemischer Gifte im Körper, allen voran Quecksilber aus dem Amalgam der Zahnfüllungen, übersteigt inzwischen bei vielen Menschen längst die von der Weltgesundheitsorganisation (WHO) festgesetzten Grenzwerte. Ähnliches gilt für Kadmium, das wir über die Nahrung und unser Umfeld aufnehmen. Allein durch Passivrauchen erhöht sich die Kadmiumaufnahme noch einmal um mehr als das Doppelte.

Dauernde überhöhte Quecksilberbelastungen führen dazu, dass der Organismus eine erhöhte körperliche und seelische

Krankheitsbereitschaft entwickelt. Allergien, Gedächtnisstörungen, Schlaflosigkeit, Erregbarkeit, Antriebslosigkeit, Depressionen und unbestimmte Ängste sind die Folge. Quecksilber ist ein Nervengift mit hohem Schädigungspotenzial. Allein Essen und Trinken führen heute schon zu einem Überschreiten des gesetzlich festgelegten Grenzwertes um ein Vielfaches.

Dauerhaft überhöhte Kadmiumeinwirkungen ziehen häufig eine verzögerte Ausscheidungsarbeit der Nieren nach sich. Auch hier kommt es wieder zu Störungen des Zentralnervensystems, zu Überreizungszuständen des Herz-Kreislauf-Systems, zu Hormonstörungen, Depressionen, Unregelmäßigkeiten im Biorhythmus und im Schlaf-wach-Rhythmus. Solche Störungen versteht man dann häufig als „psychosomatisch bedingt". Doch sie widerstehen jeder psychotherapeutischen Behandlung.[36]

Schwermetalle wirken nicht nur auf den Körper, sie verändern die gesamte Persönlichkeit des Menschen. Sie beeinflussen unser Fühlen, Denken und Verhalten. Sie verändern die Leitfähigkeit der Nervenzellen und des Gewebes. Damit verändert sich der ganze Mensch, er wird tendenziell depressiv, aggressiv, überdreht, hysterisch, egozentriert, autistisch. Quecksilber und andere Schwermetalle sind an der bedrohlich anwachsenden Zahl von Verhaltensauffälligkeiten bei Kindern beteiligt. Hyperaktivität, Autismus, Depression, Schlafstörungen oder Aggressivität gab es zwar auch schon *vor* der Giftbelastung in unserer modernen Gesellschaft, aber längst nicht in einem so bedrohlichen Ausmaß wie in der jüngsten Zeit.

Kunstdünger und Intensivbewirtschaftung der Äcker

Die Abkehr vom natürlichen Pflanzenanbau führt zu einer Überlastung des Bodens mit Nitraten. Sie belasten das Trinkwasser und erhöhen die Krebsgefahr.

Auf der anderen Seite kommt es durch die Intensivbewirtschaftung zum Auslaugen des Bodens. Wertvolle Mineralien wie Selen und Zink fehlen immer mehr. Zink braucht der Organismus des Menschen aber gerade, um Schwermetallgifte auszuscheiden. Selen spielt eine wichtige Rolle bei der Bekämpfung von Sauerstoffradikalen. (Das sind Verbindungen, die den Zellalterungsprozess beschleunigen und zu krebsfördernden Zellschädigungen führen können.) Selen und Germanium sind als „Radikalenfänger" von besonderer Bedeutung. Doch in den ausgelaugten Böden findet man sie als Spurenelemente bei uns kaum noch.

Trinkwasserbelastungen

Trinkwasser, das mit Nitrat und Pestiziden belastet ist, kann uns die notwendige Lebensenergie kaum mehr vermitteln. Dabei braucht unser Körper mindestens (!) eineinhalb Liter reines Wasser pro Tag, um seine Entgiftungsarbeit über die Nieren leisten zu können.

Der Mensch besteht zu etwa 65 bis 70 Prozent aus Wasser. Alles Leben kommt aus dem Wasser. Wasser dient dem Organismus des Menschen als „Kläranlage". Es nimmt die anfallenden Stoffwechselschlacken auf und leitet sie über die Lymphe und das Blut aus dem Körper. Je höher der Körper mit Schadstoffen belastet ist, um so wichtiger wird es, ihm reichlich unbelastetes Wasser zuzuführen. Durchspülen ist eine der wirksamsten Möglichkeiten, Giftstoffe aus dem Körper loszuwerden.

Ungesunde Ernährungsgewohnheiten

Eine Ernährung mit zu viel Zucker, Weißmehl, Fleisch, tierischen Fetten und zu viel Alkohol belastet den Organismus ebenfalls. Dagegen ernährten sich die Menschen *früher* weit gesünder: Zucker und Weißmehl galten als Luxusgüter. Und die Möglichkeiten, Nahrungsmittel zu konservieren, waren begrenzt.

93

In Deutschland haben rund 66 Prozent aller Männer und 51 Prozent aller Frauen Übergewicht. Sie haben damit auch ein erhöhtes Risiko für Herzkrankheiten, Diabetes, Krebs und Schlaganfall.

Heute leben viele Menschen, besonders Jugendliche, überwiegend von *Fast Food*. Fettleibigkeit von Kindern hat sich in den USA zu einem Gesundheitsproblem ersten Ranges entwickelt. Ähnlich steht es um die Fettleibigkeit der Erwachsenen. In New York sind bereits mehr als die Hälfte der Erwachsenen fettleibig. Bei uns bringen inzwischen 66 Prozent aller Männer und 51 Prozent aller Frauen Übergewicht auf die Waage.[37] Dadurch erhöht sich für sie das Risiko von Herzkrankheiten, Diabetes, Krebs und Schlaganfall. Asthma, Arthritis, das Aufmerksamkeitsdefizit-Syndrom, Lernstörungen, emotionale Probleme und weitere gesundheitliche Beeinträchtigungen treten verstärkt auf.

Dr. Eric Bravermann, Direktor der US-Gesundheitsorganisation *Path Medical*, erklärte bei einer Pressekonferenz amerikanischer Politiker im Juni 2007 in New York: „In meinen mehr als zwanzig Jahren als praktizierender Arzt habe ich niemals derart viele kranke Kinder gesehen wie in letzten Jahren. Ich sehe heute mehr Asthma und Diabetes, mehr Lern- und Verhaltensstörungen und Depressionen, mehr Süchtigkeit nach Zucker, Kohlenhydraten und Salz. Ich sehe jetzt Kinder mit Typ-II-Diabetes – früher ausschließlich bei Erwachsenen vorkommend. All das ist das Ergebnis einer neuen Epidemie: Kinderfettleibigkeit.

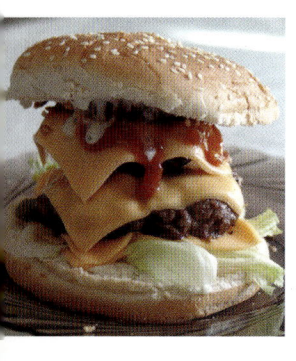

Wir sehen aber auch eine große Vielzahl von endokrinen Störungen (das sind Störungen des Drüsensystems), von beschleunigter Pubertät, polyzystischen Ovarien, Unregelmäßigkeiten in den Wachstumshormonen und vieles mehr."[38]

Selbst gekochte Mahlzeiten bekommen Seltenheitswert. Das wäre nicht einmal so schlimm, wenn Rohkost und Obst an ihre Stelle träten. Doch die verbreiteten Pommes, Hamburger und Süßigkeiten sind tote Nahrung: Sie erhält die Menschen nicht lebendig, sondern raubt ihnen zusätzlich Lebensenergie.

Missbrauch von Genussmitteln

Genussmittel aller Art wie beispielsweise Zigaretten, Kaffee, Alkohol und Drogen belasten Körper und Psyche stark. Rauchen und Kaffeetrinken erhöhen deutlich das Risiko, an Schlafstörungen zu erkranken.

Hektik beim Essen

Bei unkonzentriertem, hastigem Essen in zu reichlichem Maße kann das für den Verdauungsvorgang wichtige Einspeicheln im Mund nicht hinreichend stattfinden. Ein großer Teil der Nahrung wird daher nicht richtig verwertet und begünstigt das Entstehen von Übergewicht, Vitaminmangelzuständen und Schlafstörungen.

Stress und Reizüberflutung

Stress, Unruhe in der gesamten Lebensführung, ständige Berieselung durch Fernsehen und Radio, Verkehrslärm, berufliche Überforderungen, Kummer, negatives Denken, Hetze, Termindruck, Angst und Aufregungen schaden der Gesundheit.

Nach neueren wissenschaftlichen Untersuchungen leidet heute rund ein Drittel aller Kinder und Jugendlichen unter psychosomatischen Erkrankungen oder Beschwerden. Vor allem Mädchen sind betroffen. Sie klagen über Allergien, Asthma, Bronchitis, Hautausschläge oder Neurodermitis. Verantwortlich sind längst nicht nur die Schadstoffe aus dem Lebensumfeld. Ursachen sind Stress durch massive Reizüberflutung – vor allem durch die modernen Massenmedien – und Überforderung durch von den Eltern ausgeübten Leistungsdruck. Auch leiden die Kinder häufig unter den Beziehungskrisen der Eltern. „Der Körper

Rund ein Drittel aller Kinder und Jugendlichen leidet heute an psychosomatischen Beschwerden. Jedes vierte Kind hat bereits im Grundschulalter Depressionen.

sucht sich zur Gegenwehr ein Ventil und findet es in allen möglichen Krankheiten" – so der bekannte Jugend-, Bildungs- und Gesundheitsforscher Professor Klaus Hurrelmann. Jedes vierte Kind leidet heute bereits im Grundschulalter an Depressionen.[39]

Unsere Gesellschaft lebt immer schneller. Überall versucht man, noch mehr Zeit herauszuholen – am Arbeitsplatz, aber inzwischen auch immer mehr im Privatleben. Man schläft kürzer, man isst schneller, selbst das Duschen geht schneller. Trendforscher kommen zu dem Ergebnis, die Generation der sogenannten Netzwerkkinder (damit sind die ab 1980 Geborenen gemeint) sei bereits daran gewöhnt, mehrere Dinge gleichzeitig zu tun. „Multitasking" lautet das Fachwort für diesen durchaus umstrittenen Lebensstil. „Multitasking macht krank", warnen inzwischen Forscher aus den USA. Sie verweisen auf deutliche Aufmerksamkeitsdefizite bei den Untersuchten. Die ständige Überdosis an Informationen aufgrund moderner Technologien führt zu verkürzten Aufmerksamkeitsspannen. Durch die ständige Reizüberflutung können sogar Probleme mit dem Kurzzeitgedächtnis entstehen.

Inzwischen scheint sich eine Gegenbewegung zum Multitasking herauszubilden. Mehr Stress versuchen viele Menschen durch „Entschleunigung" und durch mehr Wellness auszugleichen. Wellness ist so gesehen ein Versuch, Zeit zurückzugewinnen.

Mangel an Geborgenheit

Das Fehlen des Sich-eingebettet-Fühlens in eine kosmische Ordnung und in die Natur fördert das gesundheitsschädigende Gefühl der Sinnlosigkeit und des Alleingelassenseins. Viele Menschen leiden unter dem Mangel an Geborgenheit in einer festen Gemeinschaft und unter dem Gefühl des Isoliertseins.

Kein Wunder: In Deutschland geht inzwischen ungefähr jede dritte Ehe in die Brüche. In den USA liegt die Zahl der Scheidungen noch höher.

Die Sehnsucht nach einer festen religiösen Bindung besteht immer noch, vor allem bei jungen Menschen. Aber die Amtskirchen können vielen Menschen offenbar nicht mehr das bieten, was sie suchen. Menschen, die sich nicht in eine Gemeinschaft eingebunden fühlen, sind gesundheitlich labiler. Sie leiden öfter an körperlichen und psychischen Gesundheitsstörungen.

Die Alternative: Selbsthilfe mit Heilpflanzen und Vitalstoffen

Rund 65 Prozent der Bevölkerung wenden Naturheilmittel an, wenn sie selbst oder ihre Angehörigen erkrankt sind. Unter ihnen sind überdurchschnittlich viele Frauen, nämlich 74 Prozent, die regelmäßig oder gelegentlich zu Naturheilmitteln greifen. 56 Prozent der Befragten gaben an, dass sie in letzter Zeit selbst gekaufte Naturheilmittel eingenommen haben. Das ergab eine Untersuchung des Allensbach-Instituts für Demoskopie bereits im Jahr 1997.[40] Dieser Trend, sich selbst bei Befindlichkeitsstörungen und leichteren Erkrankungen mit Naturheilmitteln zu behandeln, hält an. Der gleiche Trend spiegelt sich auch bei der Behandlung seelischer Leiden wider. Immer mehr Menschen mit leichten oder mäßigen Formen von Depressionen, Angstzuständen und Schlafstörungen suchen nach einer Behandlungsmöglichkeit mit pflanzlichen Mitteln, vor allem dann, wenn sie sich selbst behandeln.

Rund 65 Prozent der Bevölkerung wenden Naturheilmittel an, wenn sie selbst oder Angehörige erkrankt sind.
Überdurchschnittlich viele Frauen greifen zu Naturheilmitteln.

Einige der pflanzlichen Mittel mit psychischer Wirkung, vor allem das Johanniskraut, finden bei uns inzwischen auch in der Schulmedizin Anerkennung. Ärzte wenden sie vor allem bei Depressionen, aber auch bei Unruhezuständen, Ängsten und Schlafstörungen erfolgreich an. Ausschlaggebend für ihre Entscheidung sind dabei meist negative Erfahrungen mit den Nebenwirkungen der klassischen schulmedizinischen Mittel. Das Griechische Eisenkraut nimmt unter den Hoffnungsträgern zur Behandlung psychischer Leiden eine Spitzenstellung ein, gerade weil seine stimmungsausgleichende Wirkung kaum von unerwünschten Nebenwirkungen beeinträchtigt wird. Auf dem Gebiet der Naturheilkunde hat es – wie aus diesem Buch ersichtlich – eine große Zukunft vor sich.

Allerdings brauchen die Mittel aus der komplementären Medizin oft länger, bis sie wirken. Heilung aus dem „Garten der Natur" erfordert mehr Geduld, bis sie eintritt. Immer mehr Heilungssuchende bringen diese Geduld auf, weil sie sich mit den manchmal doch abschreckenden Nebenwirkungen der pharmazeutischen Medikamente nicht abfinden möchten. Zudem besteht bei Naturheilmitteln keine Gefahr der Sucht oder Abhängigkeit. Und sie sind preiswerter – ein Gesichtspunkt, der aus volkswirtschaftlichen Gründen eine Rolle spielt, aber auch aus persönlichen, wenn man die Mittel selbst bezahlen muss.

Ein weiterer Vorteil der Selbstbehandlung mit Naturheilmitteln ist, dass man als mündiger Patient über seinen persönlichen Weg der Heilung entscheiden kann. Ein Nachteil ist sicherlich das Risiko, dass man sich (als medizinischer Laie) selbst eine „Fehldiagnose" stellt. Sich selbst zu erkennen ist bekanntlich nicht immer ganz einfach.

In der Naturheilkunde gilt das Griechische Eisenkraut als wirkungsvoller Hoffnungsträger zur Behandlung psychischer Leiden.

Wenn Sie sich selbst behandeln wollen, sollten Sie daher immer *mehrere Informationsquellen* nutzen, um Ihre Selbstdiagnose zu stützen, und bei Vorliegen bestimmter Alarmzeichen sollten Sie auf jeden Fall auch *ärztlichen Rat einholen*.

Wichtig ist ebenfalls, sich über mögliche *Nebenwirkungen* zu informieren; sie können auch bei Naturheilmitteln vorkommen. Bei Griechischem Eisenkraut sind negative Begleiterscheinungen während der jahrhundertelangen Verwendung als Tee aber offenbar nie aufgetreten; sie sind deshalb auch künftig kaum zu befürchten.

„Serotoninfreundliche" Ernährung

Glück und Gesundheit hängen immer auch von der Höhe des im Blut vorhandenen Serotoninspiegels ab. Ist er zu niedrig, so fühlen wir uns depressiv und reizbar. Unsere Lebensfreude ist deutlich beeinträchtigt. Über unsere gesamte Lebensführung, selbst über die Ernährung, die wir unserem Körper täglich zuführen, lässt sich ein eventueller Serotoninmangel günstig beeinflussen.

> Glück und Gesundheit hängen auch von der Höhe des Serotoninspiegels ab. Über die Ernährung lässt sich Serotoninmangel günstig beeinflussen.

Eiweißstoffe, auch Proteine genannt, sind die Grundbausteine des Körpers. Wir brauchen sie für viele verschiedene Stoffwechselvorgänge in unserem Körper. Vor allem aber sind sie eine Basis für unser psychisches Befinden. Denn sie liefern die Bausteine für die Nervenbotenstoffe. Aus den Aminosäuren, den kleinen Grundeinheiten der Eiweiße, baut unser Organismus die Neurotransmitter zusammen. Haben wir zu wenig Eiweißbausteine, so kann unser seelisches Gleichgewicht schnell ins Wanken kommen. Eine dieser lebensnotwendigen Aminosäuren ist das Tryptophan, aus dem der „Glücksbote" Serotonin hervorgeht. Leider kann unser Körper es nicht selbst herstellen. Er ist auf Zufuhr aus der Nahrung angewiesen.

Kohlenhydrate schaffen die Voraussetzungen dafür, dass genügend Tryptophan in unser Gehirn gelangen kann. Dort sorgt es verstärkt für gute Stimmung. Mehr Kohlenhydrate führen dem Gehirn mehr Tryptophan zu – und um so mehr Serotonin wird produziert. Reichlich Kohlenhydrate zu sich zu nehmen, zusammen mit tryptophanhaltigen Lebensmitteln, das ist eine der wirksamsten Maßnahmen gegen Stimmungstiefs. Sozusagen ein Hausmittel für gute Laune ist es daher, Eierteigwaren zu essen.

Auch Schokolade, vor allem die dunkle, stark kakaohaltige, bringt Tryptophan ins Gehirn und sorgt für einen schnellen Serotoninkick. Doch die Wirkung hält leider nicht sehr lange an. So schnell der Blutzuckerspiegel ansteigt, so schnell sinkt er auch wieder. Manchmal fällt er dann unter den Normwert. Die Folge: Der Körper verlangt Nachschub. So kommt es zu Heißhungerattacken mit der Gefahr, dass man schnell an Gewicht zunimmt.

Was den Blutzuckerspiegel langsamer steigen lässt, ihn aber dafür länger oben hält, sind die Kohlenhydrate in Früchten und Gemüse, in Pasta, Kartoffeln, Reis und Vollkornbrot. Sie sorgen dafür, dass über längere Zeit Tryptophan ins Gehirn gelangt und für die Serotoninbildung bereitsteht. Sie sind auch wegen ihres Vitamingehalts wesentlich gesünder als Schokolade & Co.

Tipps für eine serotoninsteigernde Ernährung:

- Geben Sie gesunden Kohlenhydraten eine Chance! Essen Sie reichlich Obst und Gemüse, Nudeln mit fettarmer Soße, Kartoffeln. Für „zwischendurch" eignen sich Trockenfrüchte.
- Essen Sie Fisch, möglichst mehrmals pro Woche. (Meeresfisch enthält ja reichlich lebenswichtige Omega-3-Fettsäuren, die der Körper nicht selbst herstellen kann. Sie schützen vor allem die Herz- und Gehirnfunktionen, verhüten Schlaganfälle, Demenzerkrankungen ebenso wie Arthritis und andere entzündliche Krankheiten.)
- Essen Sie auch mal ein Stück Schokolade, wenn Sie in einem Stimmungstief sind.

Überblick: Bei welchen Gesundheitsproblemen hilft Griechisches Eisenkraut?

Hier folgt eine Auflistung aller Gesundheitsprobleme, bei denen die Anwendung von Griechischem Eisenkraut Erfolg versprechend sein kann. Diese Empfehlung beruht teilweise auf wissenschaftlichen Forschungsergebnissen, im Übrigen auf Erfahrungen aus der Volksmedizin und auf Einzelfallstudien.

- ADHS
- Alzheimer
- Angststörungen
- Beschwerden vor der Monatsregel
- Burn-out
- Depression
- Eifersucht (übermäßige)
- Emotionale Instabilität

- Ess- und Brechsucht (Bulimie)
- Glücksfähigkeit, mangelnde
- Heißhunger
- Klimakterische Beschwerden
- Konzentrationsstörungen
- Lernstörungen
- Magersucht (Anorexie)
- Messie-Verhalten (Müllsucht)
- Migräne
- Nervliche Erschöpfungszustände
- Nervosität
- Orientierungsschwierigkeiten
- Panikattacken
- Phobien
- Prüfungsversagen
- Reizbarkeit
- Schlaflosigkeit
- Spannungskopfschmerz
- Stimmungswechsel (plötzlicher)
- Stressempfindlichkeit
- Suchterkrankungen unterschiedlichster Art
- Überempfindlichkeit
- Unausgeglichenheit
- Unruhe
- Vergesslichkeit
- Zwangserkrankungen

Zusammenfassung

Griechischer Bergtee (hier ist gemeint: *Sideritis scardica*) wird von der griechischen Landbevölkerung seit Jahrhunderten regelmäßig als beliebter Tee zur Entspannung getrunken. Er wirkt psychisch ausgleichend und stimmungsaufhellend und hat antibiotische Eigenschaften.

Erste Forschungsergebnisse von Professor Jens Pahnke (früher Rostock, zurzeit Magdeburg) haben im Jahre 2010 gezeigt: Alzheimerplaques bei Mäusen lassen sich mit einem Extrakt aus *Sideritis scardica* zu 80 Prozent reduzieren.

Ebenfalls 2010 lässt sich das Institut IBAM aus Denzlingen einen Extrakt aus *Sideritis scardica* als Mittel zur Behandlung von Angststörungen, Depressionen, Essstörungen, Panikattacken und Zwangserkrankungen patentieren.

In Zusammenarbeit mit der Uniklinik Freiburg legen Dr. Rainer Knörle und Dr. Peter Schnierle (IBAM) erste klinische Studien an Menschen vor, mit denen sie die Wirkung von *Sideritis* etwa bei Depressionen und Aufmerksamkeits-Hyperaktivitäts-Störungen (ADHS) dokumentieren.

Weitere Einzelfallstudien aus dem *Arbeitskreis: gesund leben* (Warendorf) belegen die Wirkung von *Sideritis scardica* bei Schlafstörungen und bei Depressionen. (Der *Arbeitskreis: gesund leben* ist eine unabhängige Vereinigung von Gesundheitsexperten und Laien, die sich zum Ziel gesetzt hat, alte und neue Volksheilmethoden zu erforschen und zu erproben. Seine Mitglieder arbeiten überregional in unterschiedlicher personeller Besetzung an verschiedenartigen Projekten ehrenamtlich zusammen.)

Die bisherigen Forschungsergebnisse legen nahe, dass *Sideritis scardica* ein wirksames natürliches Mittel zur Behandlung des Serotoninmangel-Syndroms ganz allgemein ist.

Das Serotoninmangel-Syndrom wird im Zusammenhang mit Forschungsarbeiten aus den USA in den 1980er-Jahren erstmals genauer beschrieben. Es umfasst ein breites Spektrum scheinbar unterschiedlicher Krankheitsbilder, unter anderem Störungen der Merkfähigkeit und der Konzentrationsfähigkeit, Lernstörungen, das „Zappelphilipp-Syndrom", Angststörungen, Prüfungsversagen, Depressionen, Demenz, Schlafstörungen, Überempfindlichkeit, starke Stimmungsschwankungen, Reizbarkeit, Aggressivität, Zwangsstörungen, Migräne und Spannungskopfschmerzen, prämenstruelle Spannungszustände, Suchtverhalten unterschiedlichster Art, z. B. Abhängigkeit von Alkohol, Nikotin, Drogen, Sex, Essen, Spiel, Ess- und Brechsucht (Bulimie), Magersucht (Anorexie) und erhöhte Stressempfindlichkeit.

Sideritis scardica kann darüber hinaus einen wertvollen Beitrag zur Erhöhung der Glücksfähigkeit allgemein leisten. Glücksfähigkeit wird dabei als ein Grundpotenzial verstanden, Freude am eigenen Leben zu empfinden. In der modernen westlichen Gesellschaft besteht ein deutliches Glücksdefizit, das sich im starken Ansteigen von Depressionen, Burn-out und anderen typischen, auf Serotoninmangel beruhenden Störungen äußert.

Als Hauptursachen für Serotoninmangel kommen beruflicher und persönlicher Stress in Frage, wie sie für die beschleunigte Lebensweise der modernen westlichen Gesellschaft typisch sind; aber auch das immer höhere Lebensalter, das die Menschen bei uns heute erreichen. Serotonindefizite lassen sich außerdem auf ungeeignete Ernährung (*Fast Food*, Nahrungsmittel von mineralstoffarmen Böden), Bewegungsmangel und schädliche Umwelteinflüsse zurückführen.

Sideritis scardica ist offenbar imstande, die allgemeine Stimmungslage zu verbessern und damit die Glücksfähigkeit zu erhöhen. Glück ist eine wesentliche Voraussetzung für dauerhafte Gesundheit. Wer sich glücklich fühlt, verfügt nachweisbar über eine stärkere körpereigene Krankheitsabwehr. Umgekehrt gilt: Wer sich dauerhaft unglücklich oder gestresst fühlt, erhöht deutlich die Wahrscheinlichkeit zu erkranken. Dieser Zusammenhang ist durch zahlreiche Forschungsergebnisse belegt. *Sideritis scardica* verschafft gute Chancen, bis ins hohe Alter gesund und glücklich zu leben.

Durch den regelmäßigen Genuss des Griechischen Bergtees *Sideritis scardica* lässt sich die uralte Kultur des Teetrinkens mit ihrer entschleunigenden und strukturierenden Wirkung auf den Tagesablauf neu beleben und in unserer modernen Gesellschaft gesundheitsfördernd nutzen. Man sollte ihn in größeren Mengen trinken (möglichst 1 Liter pro Tag), um die gewünschte gesundheitliche Wirkung zu erreichen. Er enthält alle Wirkstoffe aus der ganzen Pflanze.

Für Menschen, die mit häufigem Teetrinken nicht gut klarkommen, gibt es *Sideritis* möglicherweise bald als Extrakt. Aus dem Teekraut lässt sich problemlos aber auch eine Tinktur zum Einnehmen herstellen. Tee aus *Sideritis scardica* können Sie von Kräuterhandlungen beziehen. (Bezugsquellen: siehe Anhang)

Fazit: Wenn Sie die heilenden Kräfte des Griechischen Eisenkrauts regelmäßig nutzen, tut das Ihrer Gesundheit rundum gut, es fördert Ihre seelische Ausgeglichenheit und dann sieht die Welt gleich anders aus ...

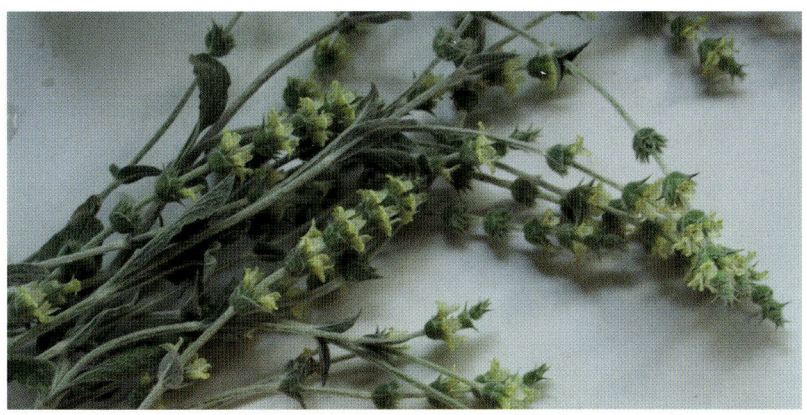

Anhang

Anmerkungen

1 Ergebnis einer GfK-Umfrage laut dpa, zitiert nach *Westfälische Nach-richten* vom 19.4.2012

2 Auf Anfrage des Autors gab Professor Pahnke auch die Bezugsquelle an, von der die Kräuter zur Herstellung des von ihm zu Forschungs-zwecken verwendeten Sideritis-Extrakts stammen.
(Zu Bezugsquellen: siehe Anhang)

3 http://www.rbb-online.de/quivive/archiv/quivive_am_03_11_2010

4 Persönliche Mitteilung von Prof. Jens Pahnke

5 Das Patent ist beim Europäischen Patentamt eingetragen unter der Bezeichnung EP 1 634 602, vgl. http://www.ibam.de/news.html

6 Die Grafik wurde mit freundlicher Genehmigung entnommen aus der IBAM-Präsentation von Dr. R. Knörle und Dr. P. Schnierle: „Extrakte aus Sideritis spp. (griechischer Bergtee): Innovative zentral aktive Pflanzenextrakte mit breitem Wirkprofil" (1.10.2009).

7 Grafik: Joanna Newport, aus: Mary Newport, *Alzheimer – vorbeugen und behandeln. Die Keton-Kur: Wie ein natürliches Fett die Erkrankung aufhält,* Kirchzarten: VAK, 2012, S. 143

8 Siehe Völker 2011

9 Leibold 2000

10 Völker 2011

11 Völker 2011

12 Völker 2000

13 Völker 2000

14 Die Fallbeispiele 1 bis 3 sind zitiert nach Rainer Knörle/Peter Schnierle: „Extrakte aus Sideritis ssp. (griechischer Bergtee): Innovative zentral aktive Pflanzenextrakte mit breitem Wirkprofil",

IBAM-Veröffentlichung im Internet, abgerufen am 11.02.2012.
Bei den weiteren Heilungsbeispielen handelt es sich um Forschungsergebnisse aus dem *Arbeitskreis: gesund leben*, der vom Autor dieses Buchs geleitet wird.

15 Dieses Ergebnis stützt sich auf Forschungen von Professor Jens
Pahnke, beschrieben in: *Scientia - Das Wissensmagazin für
Norddeutschland*: „Die Alzheimer-Jäger", http://scientia-
magazin.de/2010/05/09/top-themen/die -alzheimer-jäger//;
vgl. dazu auch: Pahnke, J. /Krohn, M. /Scheffler, K. 2009, S. 521–524

16 http://forum.garten-pur.de/Kraeuter_-Duft-und-Aromapflanzen-
57/Griechischer-B..., Eintrag vom 2.07.2009, abgerufen am
25.04.2012

17 http://www.natur-forum.de/forum/viewtopic.php?f=6&t=15052

18 Zitiert nach *Westfälische Nachrichten* vom 22.02.2011

19 Pilcher 2009

20 Hontschik 2006

21 Lown 2002; Bartens 2011, S. 25 ff.

22 Jones et al. 2000

23 Surtees et al. 2008

24 Kiecolt-Glaser et al. 1991

25 Nach einer Umfrage des Marktforschungsinstituts GfK vom
11.02.2009,
http://de.statista.com/statistik/daten/3799/umfrage/furcht-vor-
dem-alter/

26 Bickel 2002, S. 15–41

27 Einige bekannte Formen von Demenz: Alzheimerdemenz, vaskuläre
Demenz, Lewy-Körperchen-Demenz, frontotemporale Demenz ... Die
Begriffe Alzheimer und Demenz sollten also nicht synonym verwen-
det werden.

28 Nach Förstl/Kleinschmidt 2009, 48 f.

29 Nach einer Zusammenstellung der Universität Witten/Herdecke,
www.patientenleitlinien.de

30 Zulley 2010

31 *BIO* Nr. 1/2008, S. 83

32 Breitenbach/Katic 2006, 32

33 Pies 2006, 30

34 Kapfhammer 2003, S. 1185 ff.

35 Becker 1993

36 Braun von Gladiss 1991, 156 ff.

37 So das Ergebnis der ersten gesamtdeutschen Ernährungsstudie, herausgegeben von der Bundesforschungsanstalt für Ernährung (laut *Westfälische Nachrichten* vom 31.1.2008)

38 Karstädt 2007, S. 9 f.

39 So Professor Dr. Marianne Leuzinger-Bohleber, geschäftsführende Direktorin des Sigmund-Freud-Instituts in Frankfurt, in einem Interview mit der Zeitschrift *BIO* (Nr. 1/2008, S. 86).

40 Schwarz 2000, 7

Literaturverzeichnis

Bandelow, B. /Zohar, J. / Hollander, E. / Kasper, S. / Möller, H. J.: *Leitlinien der World Federation of Societies of Biological Psychiatry (WFSBP) für die medikamentöse Behandlung von Angst-, Zwangs- und posttraumatischen Belastungsstörungen,* Stuttgart 2005

Bannert, Matthias: „Die Alzheimer-Jäger", in: *Scientia,* http://scientia-magazin.de/2010/05/09/top-themen/die-alzheimer-jäger, abgefragt am 03.11.2010

Bartens, Werner: *Körperglück. Wie gute Gefühle gesund machen,* München 2011

Baumann, Nele: „Wunder-Tee gegen Alzheimer", in: OZ, *Hochschule,* vom 01.03.2010

Becker, Robert O.: *Der Funke des Lebens. Elektrizität und Lebensenergie,* München, 3. Auflage 1993

Berger, Roman: *Die Kraft der körpereigenen Hormone nutzen. Gesund durch Serotonin, Melatonin, DHEA & Co,* Stuttgart 2005

Beyreuther, K. / Einhäupl, K. M. / Förstl, H. / Kurz, A. (Hrsg.): *Demenzen. Grundlagen und Klinik,* Stuttgart/New York 2002

Bickel, H.: „Epidemiologie der Demenz", in: Beyreuther, K. / Einhäupl, K. M. / Förstl, H. / Kurz,A. (Hrsg.): *Demenzen. Grundlagen und Klinik,* Stuttgart/New York 2002, S. 15–41

Birkmayer, Georg: *NADH-Coenzym für das Gehirn,* München 1998

Braun von Gladiss, Karl-Heinz: *Ganzheitliche Medizin,* Südergellersen 1991

Breitenbach, Dr. Verena / Katic, Katarina: *Endlich gut drauf! Serotonin: Wie Sie das Glückshormon auf natürliche Weise ankurbeln – für mehr Energie, Leichtigkeit und Lebensfreude,* München 2006

Brettschneider, Erika / Löffler, Constanze / Römer, Boris: Beitrag „Alzheimer", in: Rundfunk Berlin-Brandenburg, rbb-Fernsehen, *Quivive,* 03.11.2010, 20.15, rbbonline Archiv, http://www.rbbonline.de/quivive/archiv/quivive_am_03_11_2010, abgefragt am 05.11.2010

Brown, R. / Bottiglieri, T. / Colman, C.: *SAM-e. Stopp Depression Now,* New York 2000

Bunner, Stefan: *Wenn die Seelen Trauer tragen. Wege aus der Depression*, in: *BIO* Nr. 1/2008, S. 83–92

Cantoni, G. L.: "S-Adenosylmethionine; a new intermediate formed enzymatically from L-methionine and adenosintriphosphate", in: *J. Biol. Chem.* 204, 1953, S. 403–416

Dahlke, Rüdiger: *Schlaf – die bessere Hälfte des Lebens. Sleeping Wellness für moderne Menschen*, München, 2. Auflage 2005

Dahlke, Rüdiger: *Serotonin und Lebensstimmung*, Sonderdruck Dahlke-Info Nr. 8/2007, www.dahlke.at

Faust, Volker: *Pflanzenheilmittel und seelische Störungen. Eine allgemeinverständliche Einführung in die Behandlung mit Baldrian, Ginkgo biloba, Hopfen, Johanniskraut, Kava-Kava, Melisse, Passionsblume u. a.*, Stuttgart 2000

Fava, M. / Fianelli, A. / Rapisarda, V. / Patralia, A. / Guaraldi, G. P.: "Rapidity of Onset of the Antidepressant Effect of Paranteral S-Adenolyl-L-Methoinine", in: *Psychiatry Research* 56 (3), 28.4.1995: S. 295–297

Flöttmann, Holger B.: *Angst. Ursprung und Überwindung*, Stuttgart, 5. Auflage 2005

Förstl, Hans / Kleinschmidt, Carola: *Das Anti-Alzheimer-Buch. Ängste, Fakten, Präventionsmöglichkeiten*, München 2009

Fricke, Ulrich (Hrsg.): *Heilen mit Vitalstoffen*, Bonn 2007

Hamm, Michael: *Food Medizin. Was uns schützt und was uns schadet*, Stuttgart 2009

Harnisch, Günter: *Alternative Heilmittel für die Seele. Selbsthilfe bei depressiven Verstimmungen, Schlafstörungen und nervöser Erschöpfung*, Hannover, 2. Auflage 2010

Harnisch, Günter: *Chinesische Heilmittel für ein langes Leben. Ling Zhi Pilz, Jiaogulan, Ginseng*, Schiedlberg (Österreich) 2010

Harnisch, Günter: *Das große Jungbrunnen-Programm. Lebenskraft für hundert Jahre*, Bietigheim 2006

Harnisch, Günter: „Für eine Sache brennen. Ohne Leidenschaft ist das Leben wie lauwarme Suppe", in: *Natur & Heilen*, Nr. 6/2011, S. 46–51

Harnisch, Günter: *Selbstheilung durch Entgiften. Wirksame Tipps für Gesundheit und Lebensfreude bis ins hohe Alter*, Bietigheim 2004

Harnisch, Günter: *Sieben Tage Achtsamkeit. Langsam werden – Klarheit finden*, Freiburg/Basel/Wien 2005

Hontschik, Bernd: *Körper, Seele, Mensch. Versuch über die Kunst des Heilens,* Frankfurt a. M. 2006

IBAM GbR: *News,* http://www.ibam.de/news.html, abgefragt am 12.11.2010

Jones, T. F. / Craig, A. S. / Hoy, D. / Gunter, E. W. / Ashley, D. L. / Barr, D. B. / Brock, J. W. / Schaffner, W.: "Mass psychogenic illness attributed to toxic exposure at a high school", in: *N Engl J Med.* 2000; 342: 96

Kapfhammer, H.-P.: „Angststörungen", in: Möller, H.-J. / Laux, G. / Kapfhammer, H.-P. (Hrsg.): *Psychiatrie und Psychotherapie,* Berlin/Heidelberg, 2. Aufl. 2003, S. 185 ff.

Karstädt, Uwe: *Das Dreieck des Lebens,* München 2005

Karstädt, Uwe: *Die 7 Revolutionen der Medizin,* München 2004

Karstädt, Uwe: *Entgiften statt vergiften,* London 2007

Kiecolt-Glaser, J. K. / Dura, J. R. / Speicher, C. E. / Trask, O. J. / Glaser, R.: "Spousal caregivers of dementia victims: longitudinal changes in immunity and health", in: *Psychosom Med* 1991; 53: 345

Knörle, Rainer / Schnierle, Peter: „Extrakte aus Sideritis ssp. (griechischer Bergtee): Innovative zentral aktive Pflanzenextrakte mit breitem Wirkprofil", ibam.de/pics/Poster-Wolznach-2009.pdf, abgefragt am 01.02.2012

Leibold, Gerhard: „Serotonin bei Depressionen und Angstzuständen", in: *Natur & Heilen* Nr. 10/2000, S. 40–45

Lown, B.: *Die verlorene Kunst des Heilens. Anstiftung zum Umdenken,* Stuttgart 2002

Möller, H.-J. / Laux, G. / Kapfhammer, H.-P. (Hrsg.): *Psychiatrie und Psychotherapie,* Berlin/Heidelberg, 2. Auflage 2003

Ohne Verfasser: „Alzheimer und Demenz. Synaptische Übertragung von Nervenimpulsen", http://www.medizininfo.de/kopfundseele/alzheimer/synaptische_uebe..., abgerufen am 13.03.2012

Ohne Verfasser: http://tinkturen-selbst gemacht.de/rezepte/tinktur-grundrezept.htm, abgerufen am 10.03.2012

Ohne Verfasser: „Immer häufiger Frührente wegen Depression oder Angst" (dpa), http://web.de/magazine/beruf/karriere/13921274-immer-haeufiger-f..., abgerufen am 17.10.2011

Ohne Verfasser: Umfrage des Marktforschungsinstituts GfK vom 11.02.2009, http://de.

Statista.com/statistik/daten/3799/umfrage/furcht-vor-dem-alter/, abgefragt am 3.02.2012

Pahnke, J. / Krohn, M. / Scheffler, K.: „Die Funktion der Blut-Hirn-Schranke für die Pathogenese der Alzheimer-Demenz – Implikationen für immunologische Therapien zur Plaqueauflösung", in: *Fortschr Neurol Psychiat* 2009; 77 (Suppl. 1): S. 521–524

Pies, Josef: *SAM. Die körpereigene Substanz gegen Depressionen, Arthrose, Lebererkrankungen*, Kirchzarten bei Freiburg 2006

Pilcher, H.: "The science of voodoo: When mind attacks body", in: *New Scientist* 2009; 2708: 30

Schilcher, Heinz: *Kleines Heilkräuter-Lexikon,* Weil der Stadt, 5. Auflage 2008

Schönfelder, Peter und Ingrid: *Der Kosmos-Heilpflanzenführer. Europäische Heil- und Giftpflanzen* , Stuttgart, 5. Auflage 1991

Schwarz, Gaby: *Pflanzen für die Psyche. Seelische Balance durch pflanzliche Heilmittel. Angst lösen, Depressionen lindern, Schlaf fördern,* Weyarn 2000

Servan-Schreiber, David: *Die neue Medizin der Emotionen. Stress, Angst, Depression: Gesund werden ohne Medikamente*, München 2004

Surtees, P. G. / Wainwright, N. W. / Luben, R. N. / Wareham, N. J. / Bingham, S. A. / Khaw, K. T.: "Depression and ischemic heart disease mortality: evidence from the EPIC-Norfolk United Kingdom prospective cohort study", in: *Am J Psychiatry* 2008; 165: 515

Völker, M.: „Das Serotonin-Mangel-Syndrom", in: *Natur & Heilen*, Nr. 10/2011, S. 26

Wetzel, Stephanie: „Essen gegen den Winterblues. Welche Lebensmittel verbreiten definitiv gute Laune?", http.talkingfood.de/ernaehrungswissen/gesunde_ernaehrung... abgefragt am 31.01.2012

Zittlau, Jörg: *Lebensfreude und Gesundheit durch Johanniskraut. Die Heilpflanze bei Depressionen, Schlafstörungen und Nervosität nutzen. Mit Rezepten zur Stärkung des Herzens und zur Behandlung von Verletzungen*, München, 3. Auflage 1997

Zulley, Jürgen: *Mein Buch vom guten Schlaf. Endlich wieder richtig schlafen*, München 2010

Bildquellenverzeichnis

Bezugsquelleninformation

Informationen über Bezugsquellen für Griechisches Eisenkraut in Form von Tee oder Samen erhalten Sie auf Anfrage bei:

VAK Verlags GmbH, Eschbachstr. 5, D-79199 Kirchzarten, Deutschland
Fax: 00 49 (0) 7661 98 71 99
E-Mail: info@vakverlag.de

Über den Autor

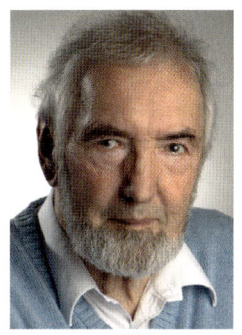

Dr. jur. Günter Harnisch ist langjähriger Leiter des *Arbeitskreis: gesund leben,* Sachbuchautor und Medizinjournalist. Einer seiner Tätigkeitsschwerpunkte liegt in der Erforschung und Erprobung alter, neu entdeckter Naturheilmethoden. Er hat mehr als 30 Bücher über gesunde Lebensführung, Spiritualität und natürliche Heilung veröffentlicht. Viele davon sind in mehreren Sprachen und Auflagen erschienen. Der Autor lebt auf einem Bauernhof im Münsterland und auf einer friesischen Insel.

Einige seiner bisherigen Buchveröffentlichungen:

- *Alternative Heilmittel für die Seele* (2010)
- *Chinesische Heilmittel für ein langes Leben. Ling Zhi, Jiaogulan, Ginseng* (2010)
- *Kraft aus wilden Wurzeln. Zu den tiefen Quellen unserer Vitalität und Lebensfreude* (2010)
- *Cystus. Gesundheit und Schönheit aus der griechischen Wildpflanze* (2010)
- *Wunderbare Heilkraft aus dem Wasser* (2008)
- *Das große Jungbrunnen-Programm* (2006)
- *Selbstheilung durch Entgiften. Wirksame Tipps für Gesundheit und Lebensfreude bis ins hohe Alter* (2004)
- *Elektroakupunktur für den Hausgebrauch und für die therapeutische Praxis* (2001)
- *Die Entgiftungsmassage mit Honig* (2000)

Amy Berger:

Der Alzheimer-Kompass

Wie eine kohlenhydratarme, fettreiche Ernährung vor Alzheimer, Gedächtnisverlust und geistigem Abbau schützt

Leseprobe: www.vakverlag.de

Inzwischen mehren sich die Hinweise, dass Alzheimer in erster Linie nicht durch Eiweiß-Plaques im Gehirn verursacht wird, sondern durch einen gestörten Stoffwechsel. Hier setzt die Ernährungsspezialistin Amy Berger an und erklärt, wie und warum die Krankheit durch eine kohlenhydratarme, fettreiche Ernährung behandelt werden kann. Obwohl dieser Ansatz in der wissenschaftlichen Literatur schon seit Jahren thematisiert wird, konnte er erst jetzt unter klinischen Bedingungen untersucht werden – mit vielversprechenden Ergebnissen.

336 Seiten, Klappenbroschur (17,5 x 24 cm)
ISBN 978-3-86731-225-7

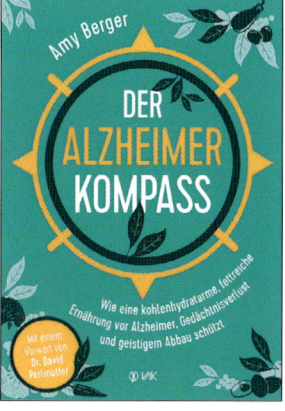

Peter Königs:

Das Kokosbuch

Natürlich heilen und genießen mit Kokosöl und Co.

Leseprobe: www.vakverlag.de

Kokosöl und Co. – wie Mehl, Milch, Flocken und Wasser aus der Kokosnuss – schmecken ausgesprochen gut und sind gesundheitsfördernd, immunstärkend und erleichtern das Abnehmen.
Der umfassende Ratgeber des erfahrenen Autors berücksichtigt aktuelle wissenschaftliche Studien, enthält alles Wissenswerte zum Thema Fettsäuren und erläutert verständlich, auf welche Gesundheitsprobleme Kokosöl sich positiv auswirkt. Mit praktischen Tipps, wie Sie aus jedem gängigen Rezept ein Kokosrezept machen können.

Überarbeitete Neuauflage
176 Seiten, 67 Fotos, vierfarbig, Paperback (16 x 22,5 cm)
ISBN 978-3-86731-127-4

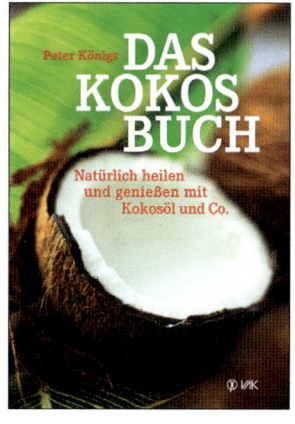

Satchin Panda:

Der Zirkadian-Code

Erholsam schlafen, Gewicht reduzieren, gesund sein

Leseprobe: www.vakverlag.de

Alle Körperzellen besitzen eine innere Uhr, die für sämtliche Stoffwechselvorgänge im Körper verantwortlich ist. Wer über den ganzen Tag verteilt isst, abends lange vor dem hellen Computer sitzt und zu unregelmäßigen Zeiten schlafen geht, bringt seinen Körper aus dem Takt und das hat folgenschwere Auswirkungen auf die Gesundheit. Dieser praktische Ratgeber zeigt allen, die leichter abnehmen, besser schlafen oder optimal Sport treiben wollen und Herzerkrankungen, Demenz oder Diabetes vermeiden möchten, wie sich ein gesunder Biorhythmus im Alltag verwirklichen lässt.

320 Seiten, Paperback (15 x 21,5 cm)
ISBN 978-3-86731-215-8

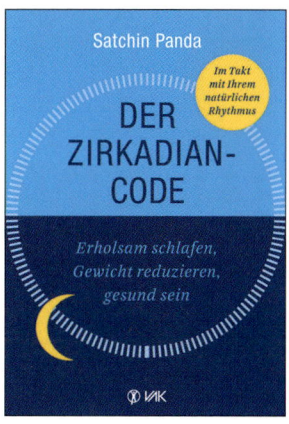

Abonnieren Sie unseren Newsletter (gratis): www.vakverlag.de

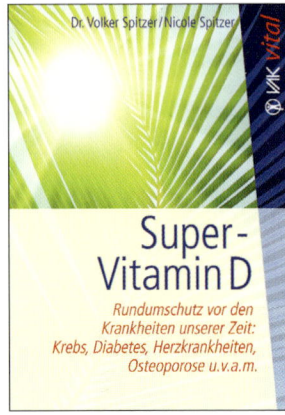

Dr. Volker Spitzer, Nicole Spitzer:

Super Vitamin D

Rundumschutz vor den Krankheiten unserer Zeit

Leseprobe: www.vakverlag.de

Bislang wurde Vitamin D hauptsächlich verabreicht, um Kinder vor Rachitis und Erwachsene vor Osteoporose zu schützen. Aktuelle Studien belegen jedoch, dass Vitamin D nicht nur Krankheiten vorbeugt, z. B. Krebs, Herzinfarkt und Diabetes, sondern diese auch heilen kann. Doch unsere Versorgung mit Vitamin D ist Besorgnis erregend: Mehr als die Hälfte aller Deutschen hat einen Vitamin-D-Mangel; bei den über 65-Jährigen sind es sogar 75 %. Dieser Ratgeber liefert Ihnen praktische Strategien für eine gesundheitsfördernde Vitamin-D-Versorgung.

128 Seiten, 15 Fotos, Paperback (15 x 21,5 cm)
Reihe VAK VITAL: ISBN 978-3-86731-053-6

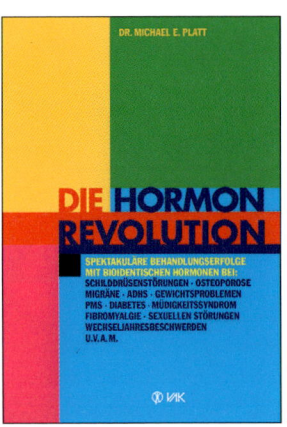

Dr. med. Michael Platt:

Die Hormonrevolution

Spektakuläre Behandlungserfolge mit bioidentischen Hormonen

Leseprobe: www.vakverlag.de

Hormone spielen eine wichtige Rolle für Ihre Gesundheit: Gerät ihr Gleichgewicht aus den Fugen, entwickeln sich Krankheiten – auch solche, die nichts mit unseren Hormonen zu tun haben scheinen. Oft aber werden falsche Diagnosen gestellt und nur Symptome behandelt, obwohl die Ursachen sich sehr gut mit bioidentischen Hormonen therapieren lassen. Der Patientenratgeber enthält praktische Informationen, Fallbeispiele und Therapieempfehlungen und ist auch für Ärzte geeignet, die sich in die das Thema einarbeiten möchten.

240 Seiten, Paperback (15 x 21,5 cm)
ISBN 978-3-86731-045-1

Clinton Ober, Stephen Sinatra, Martin Zucker:

Earthing – Heilendes Erden

Gesund und voller Energie mit Erdkontakt

Leseprobe: www.vakverlag.de

Clinton Ober zeigt Ihnen hier, wie Sie die elektromagnetische Qualität der Erdoberfläche für Ihre Gesundheit nutzen können. Als „Erden" bezeichnet er es, wenn wir auf der Erde sitzen oder barfuß stehen oder laufen. Wenn das nicht geht, können wir uns auch erden, indem wir auf einer speziellen leitfähigen Unterlage sitzen oder schlafen, die an die Erdleitung einer Steckdose angeschlossen ist. Fehlt uns der direkte Erdkontakt, wird unser Körper anfällig für Fehlfunktionen oder Erkrankungen und wir altern schneller.
Erden – so genial einfach wie Wassertrinken!

288 Seiten, 30 Abb., Paperback (16 x 22,5 cm)
ISBN 978-3-86731-091-8

Bestellen Sie unsere kostenlosen Kataloge: www.vakverlag.de